国家神经疾病医学中心科普丛书

科学应对
帕金森病

主　审　赵国光

主　编　郝峻巍

副主编　陈彪　常红

编　者（以姓氏笔画为序）

于　燕　马敬红　王　琪　毛　薇

冯焕焕　刘疏影　阮　征　但小娟

李　渊　张　慧　陈　彪　郝峻巍

徐希彤　梅珊珊　常　红

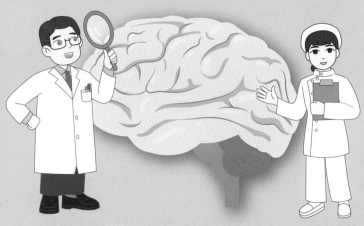

人民卫生出版社
·北京·

图书在版编目（CIP）数据

科学应对帕金森病 / 郝峻巍主编 . -- 北京 ： 人民
卫生出版社，2024.8. --（国家神经疾病医学中心科普
丛书）. -- ISBN 978-7-117-36485-0

Ⅰ. R742.5；R473.74

中国国家版本馆 CIP 数据核字第 2024FS8658 号

人卫智网	**www.ipmph.com**	医学教育、学术、考试、健康， 购书智慧智能综合服务平台
人卫官网	**www.pmph.com**	人卫官方资讯发布平台

国家神经疾病医学中心科普丛书

科学应对帕金森病

Guojia Shenjing Jibing Yixue Zhongxin Kepu Congshu

Kexue Yingdui Pajinsenbing

主　　编： 郝峻巍
出版发行： 人民卫生出版社（中继线 010-59780011）
地　　址： 北京市朝阳区潘家园南里 19 号
邮　　编： 100021
E - mail： pmph @ pmph.com
购书热线： 010-59787592　010-59787584　010-65264830
印　　刷： 北京瑞禾彩色印刷有限公司
经　　销： 新华书店
开　　本： 710×1000　1/16　印张：9
字　　数： 124 千字
版　　次： 2024 年 8 月第 1 版
印　　次： 2024 年 8 月第 1 次印刷
标准书号： ISBN 978-7-117-36485-0
定　　价： 68.00 元

打击盗版举报电话：010-59787491　E-mail：WQ @ pmph.com
质量问题联系电话：010-59787234　E-mail：zhiliang @ pmph.com
数字融合服务电话：4001118166　E-mail：zengzhi @ pmph.com

序

随着我国人口结构变化和老龄化,神经系统疾病的患病率逐年攀升。这些疾病给个人、家庭和社会带来了沉重的负担,是我国面临的一项重大卫生和社会问题。认识并积极科学地应对神经系统疾病尤为迫切和重要。

首都医科大学宣武医院神经内科的医护专家团队精心编撰了本套科普丛书,包含《科学应对脑卒中》《科学应对头晕》《科学应对头痛》《科学应对睡眠障碍》《科学应对阿尔茨海默病》《科学应对帕金森病》《科学应对癫痫》和《科学应对神经系统罕见病》。本丛书旨在以科学的方式传播神经系统疾病相关知识,从这些疾病的概念、症状、诊断、治疗、照护及预防等方面阐述疾病特点,提供健康生活方式和合理饮食的建议及指导,增加大众对疾病的认知,增强大众的保健意识,提高大众的健康水平和生活质量。

本丛书各分册均以漫画形式开篇,简要介绍每类疾病,之后以问答形式、通俗易懂的语言、生动形象的插图以及科普短视频,深入浅出地介绍了这些疾病的相关专业知识,帮助大众正确认识这些疾病,传播科学的健康观念,提升非医学专业人群对神经系统相关疾病的理解和认识,促进主动健康。

首都医科大学宣武医院作为国家神经疾病医学中心，践行责任担当，提升服务意识，以人民健康为中心，以医学科普的方式服务人民群众，推动全民健康，从而增强人民群众获得感、幸福感和安全感。希望本丛书能对广大读者有所裨益，为实现健康中国的目标贡献一份力量。

中国科学院院士

2024 年 5 月

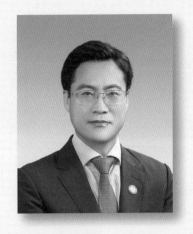

主编简介

郝峻巍　主任医师，教授，博士研究生导师，国家杰出青年科学基金获得者。

- 首都医科大学宣武医院副院长　神经内科主任
- 国家神经疾病医学中心副主任　医学部主任
- 全国高等医学院校《神经病学》（第 9 版）教材主编
- 中国医师协会神经内科医师分会候任会长
- 北京医学会神经病学分会候任主任委员

从事神经病学医教研工作 20 余年。主持并参与国家自然科学基金委员会重大项目、国家重点研发计划等课题共 30 余项，在 *PNAS*、*JAMA Neurol*、*Neurology* 等杂志发表 SCI 论文 100 余篇，主编著作 12 部，以第一发明人授权专利 16 项。先后获得第九届树兰医学青年奖、第二十四届吴阶平 - 保罗·杨森医学药学奖等多项荣誉。

主编说
（视频）

前　言

　　随着我国人口老龄化的发展，帕金森病患者数量急剧上升，帕金森病带来的生活负担、社会经济负担日益增加。目前我国帕金森病患者数量已超 300 万人，并以每年 10 万人的速度递增，预计到 2030 年，我国帕金森病患者总数将达 500 万人，几乎占全球患者数量的一半。帕金森病已成为继心脑血管疾病和阿尔茨海默病之后严重威胁我国中老年人身心健康的"第三大疾病"。因此，编写一本关于帕金森病的科普图书，对于提高大众对该病的认知，引导患者及家属科学应对帕金森病，具有十分重要的意义。

　　本书内容全面、系统，共分为六篇，涵盖帕金森病的认识、症状、就诊、治疗、照护和预防等方面。采用问答形式，每章都围绕患者或大众对帕金森病的各种疑问，由医学专家结合临床经验和科学研究给予通俗易懂的详细解答，同时配有生动的插图，帮助大众轻松理解医学术语和复杂的概念。第一篇，解读帕金森病的相关概念，解析帕金森病的病因和病理机制，帮助大众了解该病的本质和特点，走出帕金森病常见的认知误区。第二篇，详细介绍了帕金森病常见的临床表现及可能出现的其他相关症状，帮助读者更早地识别并理解这些症状的重要性。第三篇，介绍了帕金森病的诊断方法和诊断流程，以及就诊时需要做的必要检查等。第四篇，重点介绍了帕金森病的治疗方法和手段，包括药物治疗、手术治疗、康复治疗等，帮助大众了解治疗的选择和应用。第五篇，详细介绍了帕金森病患者的家庭照护方法，以提高患者的生活质量。第六篇，强调帕金森病的预防方法，探讨如何预防该病的发生，为大众提供实用的建议和指导。

本书适用于关注帕金森病的患者、家属、大众以及相关医护人员。虽然本书的编者在编写过程中力求准确、全面地介绍帕金森病的相关知识，但由于医学科学的复杂性和不断发展的特性，本书仍可能存在不足之处。在此，我们诚挚地希望读者能够给予理解和宽容，并欢迎广大读者批评指正。最后，我们希望通过此书，鼓励广大帕金森病患者和家属用积极、乐观的心态，更好地与帕金森病共处，科学应对帕金森病，提高生活质量。

郝峻巍

2024 年 5 月

目 录

开篇漫画

第一篇
认识帕金森病

第二篇

症状篇

第三篇

就诊篇

第四篇

治疗篇

第五篇

照护篇

第六篇

预防篇

参考文献

开篇

漫画

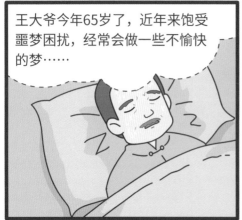

王大爷今年65岁了，近年来饱受噩梦困扰，经常会做一些不愉快的梦……

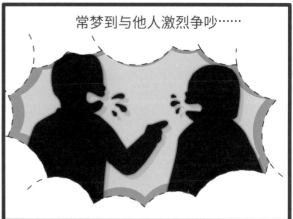

常梦到与他人激烈争吵……

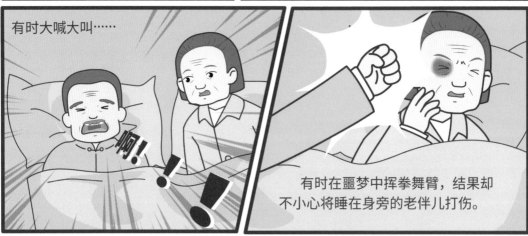

有时大喊大叫……

啊！

有时在噩梦中挥拳舞臂，结果却不小心将睡在身旁的老伴儿打伤。

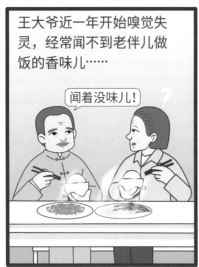

王大爷近一年开始嗅觉失灵，经常闻不到老伴儿做饭的香味儿……

闻着没味儿！

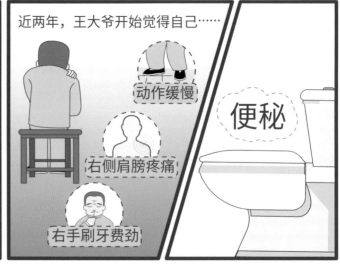

近两年，王大爷开始觉得自己……

动作缓慢

右侧肩膀疼痛

右手刷牙费劲

便秘

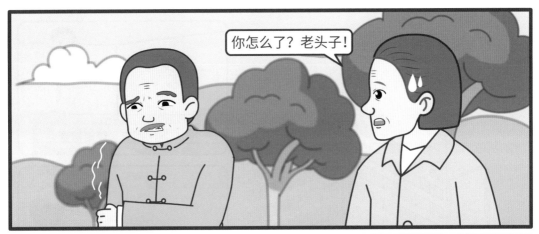

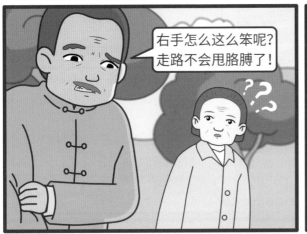

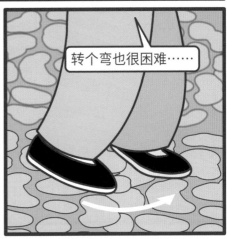

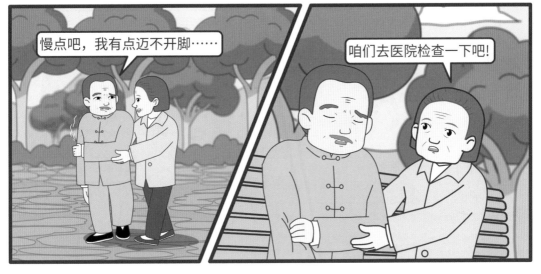

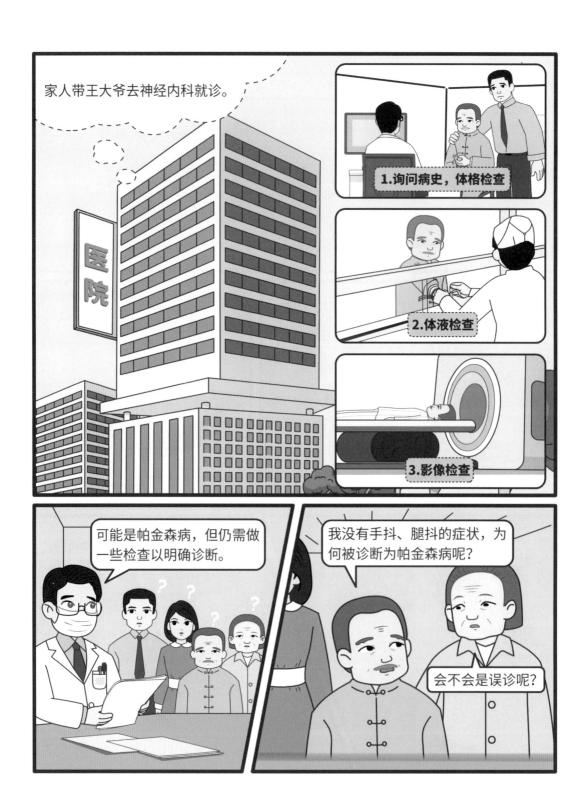

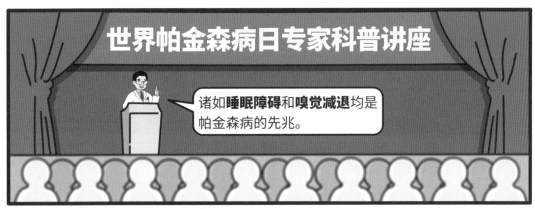

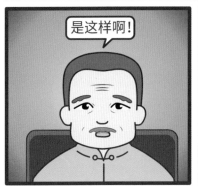

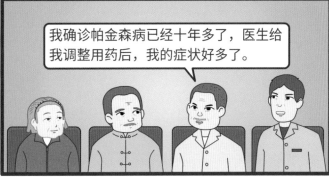

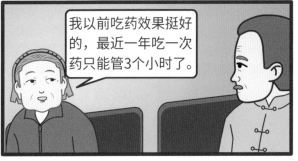

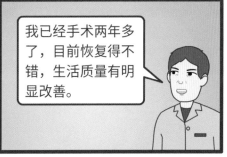

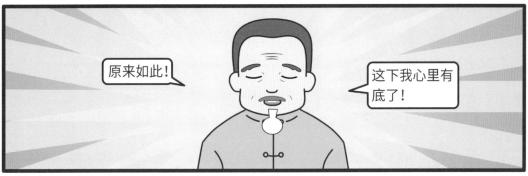

PART 1

第一篇
认识帕金森病

1. 什么是帕金森病？

帕金森病又称"震颤麻痹"，是一种常见的、多发于老年人的慢性、进展性神经系统变性疾病，它是一种由黑质多巴胺能神经元缺乏导致的运动障碍疾病。帕金森病作为一种慢性的中枢神经系统退行性疾病，以静止性震颤、运动迟缓、肌强直和姿势平衡障碍为主要特征，严重影响患者的日常生活与活动。

很多人把帕金森病的早期症状当成正常衰老现象，没有及时去医院检查，错过了治疗帕金森病的最佳时机。随着我国的老龄化进程加快，帕金森病的患病率也不断升高。预计到 2030 年，我国将有 500 万例帕金森病患者，不论对于家庭还是社会来说，这都会带来沉重的负担。

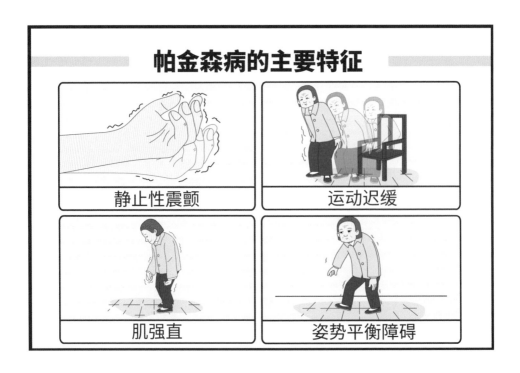

帕金森病的主要特征

静止性震颤　　　运动迟缓

肌强直　　　姿势平衡障碍

2. 手抖都是帕金森病吗？

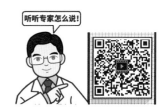

听听专家怎么说！

很多帕金森病患者有肢体抖动的现象，但实际上，出现手抖并不等于患有帕金森病，而帕金森病患者也未必都有手抖。手抖也称"震颤"，指手部不自主地、有节律地颤动。震颤的原因有很多种，可分为生理性震颤和病理性震颤。

生理性震颤常在寒冷、紧张、激动、过度疲劳或执行某些精细动作时出现。这种震颤往往在情绪平复或休息之后就可以得到缓解。病理性震颤则常由疾病导致，如帕金森病、特发性震颤、代谢性震颤、药源性震颤、小脑病变等。

帕金森病最常见的运动症状除了手抖，还会伴随有其他症状，如运动迟缓、肌强直和姿势平衡障碍。此外，帕金森病的手抖往往出现在安静状态下，运动后会减轻或停止，入睡后消失，即静止性震颤。

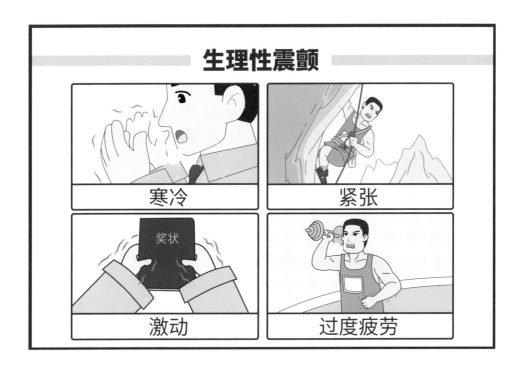

生理性震颤

寒冷

紧张

激动

奖状

过度疲劳

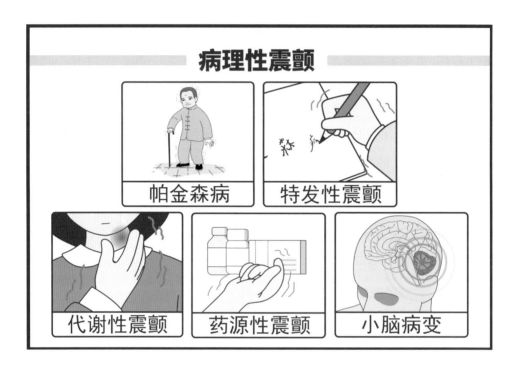

病理性震颤

帕金森病　特发性震颤

代谢性震颤　药源性震颤　小脑病变

3. 帕金森病和帕金森综合征是一回事吗？

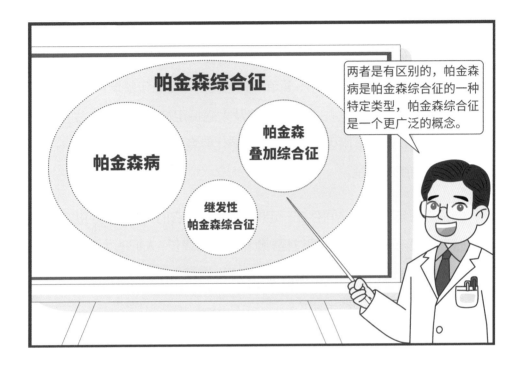

帕金森病和帕金森综合征两者是有区别的，帕金森病是帕金森综合征的一种特定类型，帕金森综合征是一个更广泛的概念，包括由多种原因引起的与帕金森病类似的症状和表现。

帕金森病主要由大脑中负责产生多巴胺的神经元逐渐受损或死亡引起。帕金森综合征还可以由其他原因引起，如帕金森叠加综合征，继发性帕金森综合征等。

4. 帕金森病是脑老化造成的吗？

　　这个问题涉及帕金森病的起因及与脑老化的关系。过去认为帕金森病是由于脑的老化所导致的，但随着对帕金森病研究的深入，人们逐渐发现帕金森病与脑老化之间的关系并不简单。脑老化是指随着年龄增长，大脑组织的功能逐渐下降和退化。帕金森病则涉及大脑特定神经元的凋亡受损。尽管老化是帕金森病的危险因素之一，然而老化究竟通过何种机制介导帕金森病的发病目前尚不清楚。

　　帕金森病与脑老化之间存在一定的相关性，但它们具有不同的机制和表现。脑老化是一个自然的生理过程，随着年龄的增长，人们的大脑功能会逐渐下降，这种老化过程可能导致记忆力减退、注意力不集中等问题，但并不一定会出现帕金森病的典型症状。

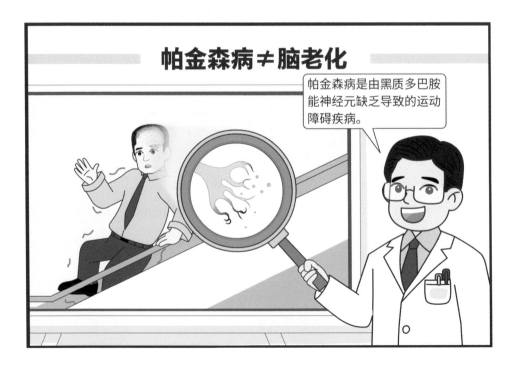

5. 帕金森病和痴呆一样吗？

　　帕金森病和痴呆是两种不同的疾病。帕金森病主要表现为运动障碍，而痴呆则是认知功能下降的综合征。帕金森病的典型症状包括静止性震颤、肌强直、运动迟缓和姿势平衡障碍等。尽管中晚期帕金森病可能会影响认知功能，如出现注意力不集中、记忆力减退等，但通常情况下在疾病早期不会导致明显的认知功能下降。而痴呆不是单一的疾病，而是指一类与多种疾病相关的认知功能下降的综合征。需要注意的是，虽然帕金森病本身通常不会导致明显的认知功能下降，但在疾病晚期可能出现认知功能的改变，这被称为帕金森病相关认知障碍。

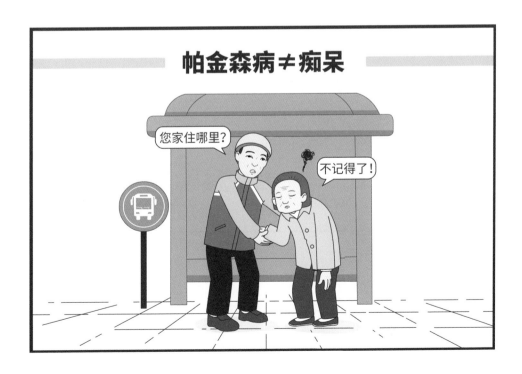

6. 帕金森病的病因
——大脑到底少了什么？

帕金森病的病因与大脑中多巴胺能神经元的死亡或功能受损有关。多巴胺是一种神经递质，它在大脑中起着重要的调节作用，特别是对于运动和情绪的控制。正常情况下，大脑中的多巴胺水平是平衡的，有助于保持正常的运动功能。但当这些神经元受损或死亡，大脑中的多巴胺供应减少时，就会导致运动功能障碍。

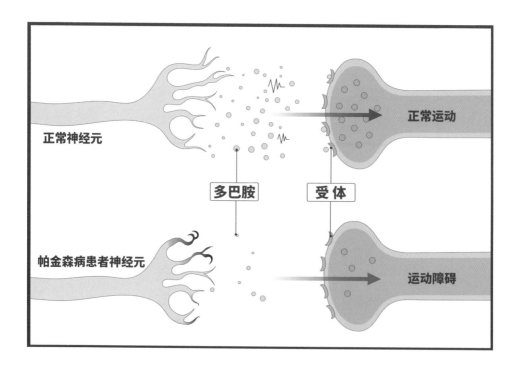

帕金森病的确切病因尚不完全清楚，研究表明老化、遗传因素和环境因素可能是其发生的重要影响因素。

7. 有什么方法可以筛查帕金森病吗？

有多种方法可以用来筛查帕金森病，医生通常会根据患者的症状、病史和体格检查结果来综合评估其是否存在帕金森病的风险。

以下是一些常用的帕金森病筛查方法：

（1）病史询问：医生会详细询问症状，包括震颤、肌强直、运动迟缓、姿势平衡障碍、嗅觉和睡眠中有无异常表现等。医生还会询问家族病史，因为遗传因素可能与帕金森病的发生有关。

（2）体格检查：医生会通过观察动作、检查肌肉的僵硬程度，以及评估平衡和协调能力来判断是否存在帕金森病的迹象。

（3）运动功能评估：医生可能会使用一些标准化的运动功能评估工具，如国际帕金森病与运动障碍学会制订的统一帕金森病评定量表等，以评估运动症状和日常生活功能。

（4）影像学检查：有时候，医生可能会建议进行某种影像学检查，如头颅磁共振成像（magnetic resonance imaging，MRI）或正电子发射体层成像（positron emission tomography，PET）等，以协助诊断。

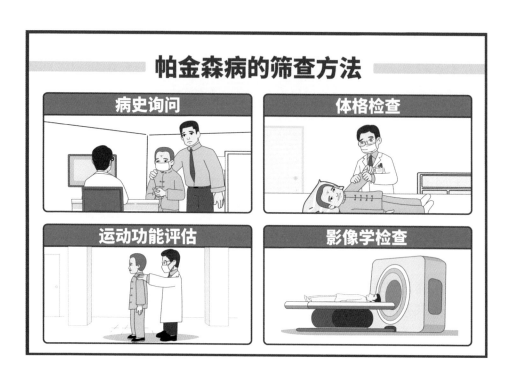

帕金森病的筛查方法

病史询问

体格检查

运动功能评估

影像学检查

8. 帕金森病有哪些早期临床表现？

帕金森病的早期常常出现以下一种或多种症状：

（1）**肢体震颤**：肢体震颤是帕金森病最常见的早期征兆之一。这种震颤通常在静止状态下出现，如休息时或保持特定姿势时。手部震颤通常为节奏性的、轻微的颤动，可能在运动时减轻或消失。

（2）**运动迟缓**：帕金森病患者可能会感到运动迟缓，即开始运动的时间变长，同时动作变得缓慢。这可能表现为行走步履短小、缓慢或步态不稳。

（3）**肢体僵硬**：帕金森病患者常常会感到身体僵硬，特别是在四肢、颈部和躯干。这种身体僵硬可以使日常动作变得困难，如打开瓶盖或写字困难。严重的僵硬还会引起肩部、腰背、腿部的疼痛，姿势的异常。

（4）**姿势与步态异常**：许多帕金森病患者在早期可能会出现姿势和步态异常。他们走路时会出现患侧上臂摆动减少、下肢拖曳，小碎步，身体前倾，走路前冲。

（5）**声音与面部表情变化**：帕金森病可能导致患者声音变得低沉、音量降低、面部表情减少，甚至出现"面具脸"。

（6）**嗅觉改变**：一些帕金森病患者在早期可能会注意到嗅觉减退，这可能导致对食物、香水或其他气味的辨识能力下降。

（7）**快速眼动睡眠行为障碍**：帕金森病患者在睡眠中可能出现与梦境相关的大声喊叫、大笑、哭泣、谩骂或唱歌的情况，严重者则出现拳打脚踢、击打床头柜、从床上坐起，甚至从床上跳起来或滚到床下，导致患者自己或同床者受到伤害。

需要注意的是，这些早期征兆并不一定意味着患者患有帕金森病，也可能是其他疾病或生理因素导致的。

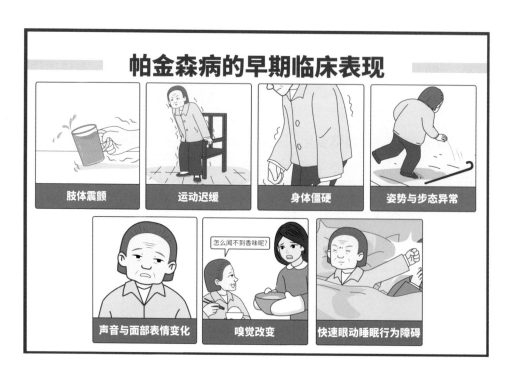

帕金森病的早期临床表现

肢体震颤　　运动迟缓　　身体僵硬　　姿势与步态异常

声音与面部表情变化　　嗅觉改变（怎么闻不到香味呢？）　　快速眼动睡眠行为障碍

9. 哪些人容易得帕金森病?

帕金森病的发生是多种因素相互作用的结果,并不完全取决于个人的特定因素。以下是一些可能增加患帕金森病风险的因素:

(1)**高龄**:帕金森病在年长者中更为常见,患病风险随着年龄的增长而增加。多数帕金森病患者在60岁或以上才开始出现典型症状。

(2)**遗传因素**:有家族史者,尤其是直系亲属中有帕金森病患者,此类人群的患病风险较普通人群更高。

(3)**环境暴露**:帕金森病的发生可能与生活环境有关,特别是长期接触农药、重金属和工业溶剂等。

(4)**职业**:这可能与特定工作环境中的毒素或化学物质接触有关。

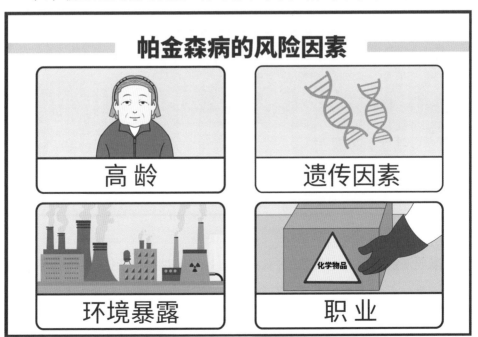

10. 帕金森病会遗传吗?

    医学专家在长期的实践中发现小部分帕金森病似乎有家族聚集的倾向。据报道,约 10% 的帕金森病患者有明确的家族史。现在已发现一些基因与少数家族性帕金森病有关,其中 *SNCA*、*LRRK2*、*VPS35*、*PARK2*、*PINK1*、*DJ-1* 和 *GBA* 等基因突变被证实与典型的家族性帕金森病有关。现在普遍认为,在有帕金森病患者的家族中,亲属患帕金森病的风险较其他人有所增加,且家族中患者数越多,发病风险越大。

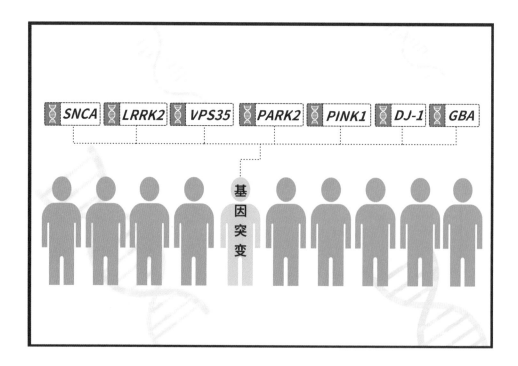

    需要注意的是,大多数帕金森病患者是散发性的,即没有明显的家族病史。这意味着大多数情况下,帕金森病不会通过简单的遗传方式传递给下一代。

11. 帕金森病会传染吗?

帕金森病不是传染病。不会通过与帕金森病患者接触或共用物品而患病。帕金森病不会通过空气、食物、水、体液或接触而传播给其他人。

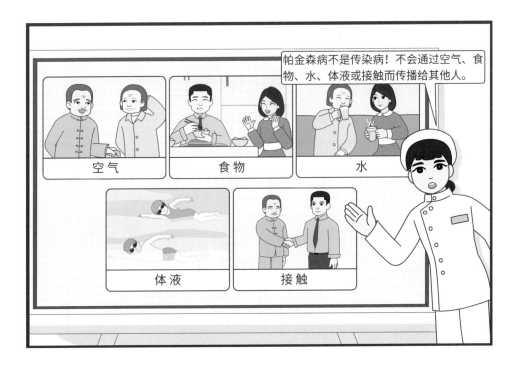

12. 帕金森病会致残吗?

帕金森病作为一种慢性神经系统退行性疾病,如果不及时治疗会严重影响患者的日常工作和生活,甚至致残。

帕金森病患者早期会经历运动迟缓、肌肉僵硬等问题,这些症状可能会使患者的日常活动,如行走、上下楼梯等变得困难,然而大多数患者仍能够自理和完成日常任务。随着病情进展,患者出现平衡障碍,站立、走路易跌倒,至病程晚期患者的生活可能部分或完全不能自理。病程 5 年之后,约半数的患者会出现症状波动、异动症等运动并发症,这些运动并发症的出现亦是患者致残的主要因素之一。因此,早期诊断、规范治疗,在医生指导下对疾病进行长期科学管理对于改善帕金森病患者的运动障碍、减少致残率、提高患者生活质量具有重要意义。

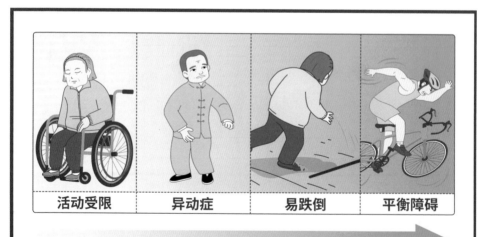

| 活动受限 | 异动症 | 易跌倒 | 平衡障碍 |

帕金森病患者随着病情进展,患病中后期易出现活动受限,异动症,站立、走路易跌倒,平衡障碍等,运动并发症的出现是患者致残的主要因素之一。

13. 帕金森病会影响寿命吗?

帕金森病本身并不会对生命构成威胁,一般不影响寿命。随着治疗方法不断创新和治疗水平的不断提高,越来越多的患者能够保持较好的生活质量。但如果患者没有得到及时和恰当的治疗,随着病情进展症状逐渐加重会严重影响患者生活质量,甚至会出现压力性损伤、肺炎、骨折等问题,进而影响寿命。

早期发现、及时合理的治疗以及积极的生活方式对于延缓疾病进展和提高患者的生活质量至关重要。

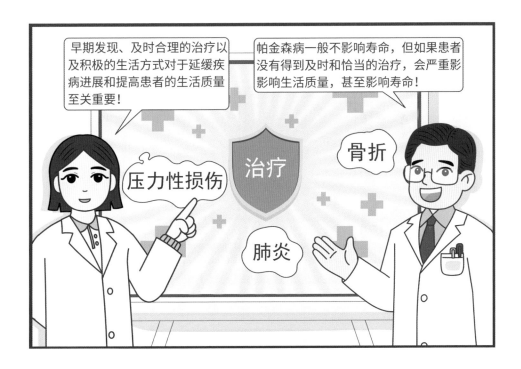

14. 帕金森病能治愈吗？

帕金森病是一种神经变性疾病，目前研究认为是由脑部多巴胺能神经元变性、坏死，多巴胺神经递质分泌减少而引起，一旦发生，病变往往不可逆，呈终身缓慢进展特点，尚无法完全治愈。

尽管目前的医疗水平尚无法使变性的神经元再生并恢复功能，然而当前通过药物、手术、康复、心理疏导等综合治疗可很好地改善帕金森病患者的症状，使其在相当长的时间里可以维持正常的工作与生活，提高生活质量。同时还有一些疾病修饰治疗药物，也就是延缓疾病进展的药物正在进行临床试验，相信随着医学技术的不断发展，有希望探索出针对病因的治疗方式。

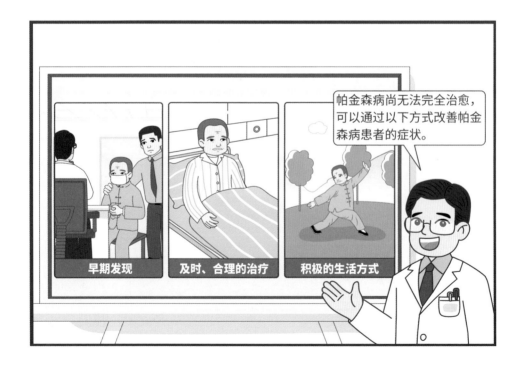

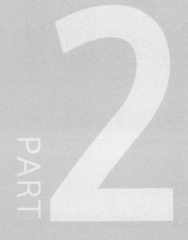

第二篇

症状篇

1. 帕金森病有哪些症状？

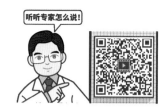
听听专家怎么说！

帕金森病主要的运动症状表现为四大主症：运动迟缓、肌强直、静止性震颤、姿势平衡障碍。

（1）运动迟缓是帕金森病患者的核心症状，患者表现为活动减慢，尤其是精细动作，如系扣子、系鞋带、打鸡蛋、擀饺子皮这些动作明显变得笨拙，走路时摆臂动作减少或消失。写字也逐渐变得困难，笔迹弯曲、越写越小，这在医学上称为"小写症"。面部肌肉运动减少，患者很少眨眼，表情呆板好像戴了一副面具。言语减少，语音也低沉、单调。

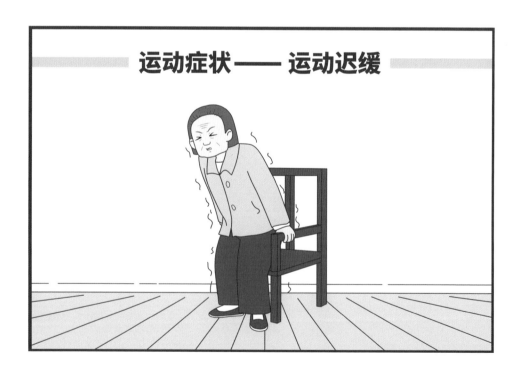

运动症状 —— 运动迟缓

（2）肌强直，是指患者出现肢体发紧、肌肉僵硬的状态，严重的肌强直还会引起肩部、腰背部、腿部的疼痛，姿势的异常。

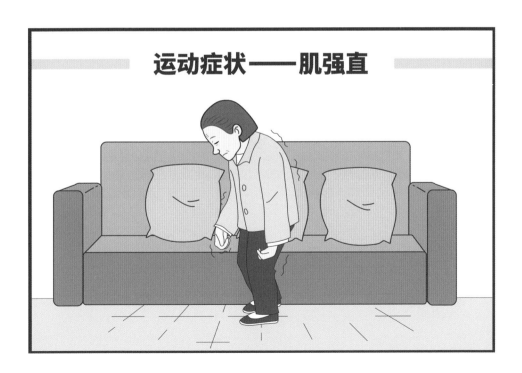

运动症状——肌强直

（3）静止性震颤，也就是我们常说的"抖"，主要在静止体位与放松时出现。典型的静止性震颤通常从某一侧上肢远端开始，以拇指、示指及中指为主，表现为手指像在搓丸子或数钞票一样地运动，之后逐渐扩展到同侧下肢和对侧肢体。

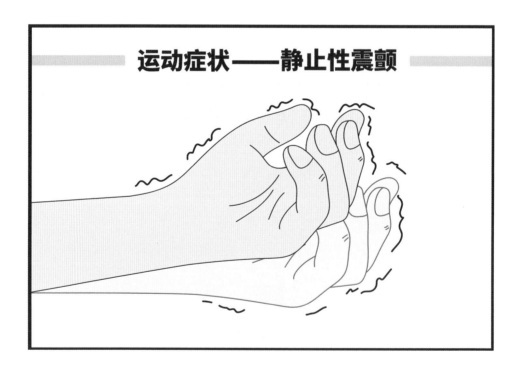

运动症状——静止性震颤

（4）姿势平衡障碍，患者会表现为前冲步态、慌张步态、起立困难、容易跌倒。患者常在行走时起步困难，一旦开步，身体前倾，重心前移，步伐小且越走越快，不能及时停步，即"慌张步态"。

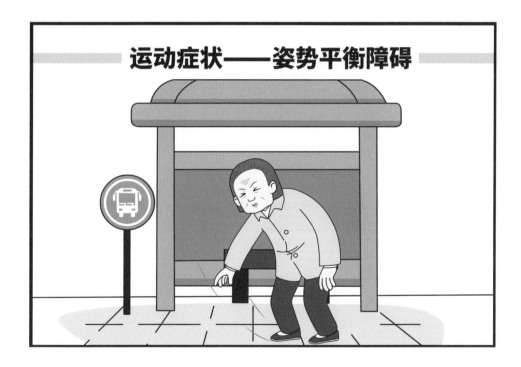

运动症状——姿势平衡障碍

除了上述运动症状之外,帕金森病患者还会有很多非运动症状,如嗅觉减退、便秘、排尿障碍、多汗、体位性低血压、焦虑、抑郁、睡眠障碍(如夜间做噩梦、睡梦中大喊大叫伴乱动)等。

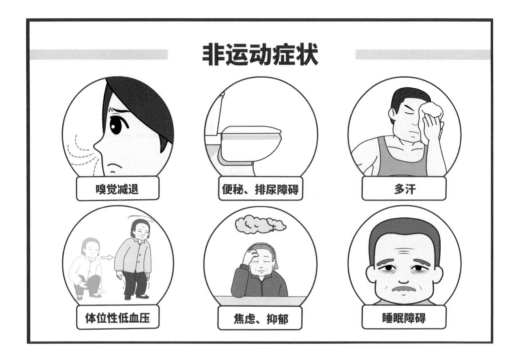

2. 帕金森病患者为什么会感到无力？

帕金森病患者感到的"无力"，其实并不是真正医学上常讲的肌肉力量的减退，而是指无法顺利而流畅地完成一系列动作的过程，通常也表现为"动作起始困难""动作慢""不灵活""使不上劲"等，造成一种无力的感觉。

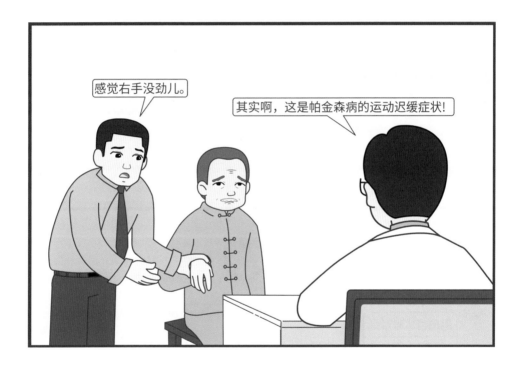

很多患者会把运动迟缓症状误解为无力，误以为是心脑血管疾病或颈椎病等所致从而导致误诊。因此，若患者逐渐出现动作缓慢，同一侧肢体出现"没劲儿"，并伴随有肌张力增高或震颤表现时，应警惕可能患上帕金森病。

3. 为什么颈肩部或腰腿部的疼痛,最后却被诊断为帕金森病?

　　疼痛为帕金森病常见的非运动症状之一,患病率高达 40% 以上,这种疼痛通常持续时间较长,且越来越重,严重影响患者的生活质量。

　　帕金森病的相关疼痛可以发生在病程的任何时候,最常见的为骨骼肌肉性疼痛,表现为关节和肌肉痉挛痛和酸痛感。肌肉痉挛和紧张主要表现在颈部、手臂、脊柱旁和小腿肌肉,与肌强直、严重的运动迟缓和姿势异常有关。这类患者的疼痛通常使用抗帕金森药物治疗可以获得较好的缓解。

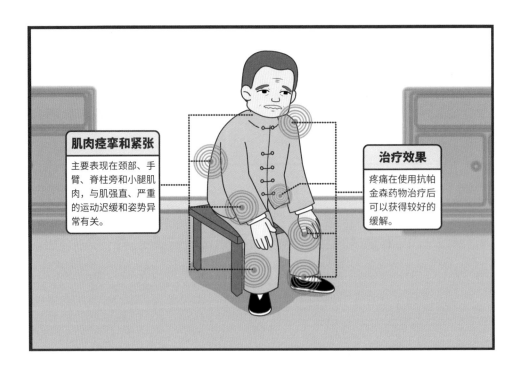

肌肉痉挛和紧张
主要表现在颈部、手臂、脊柱旁和小腿肌肉,与肌强直、严重的运动迟缓和姿势异常有关。

治疗效果
疼痛在使用抗帕金森药物治疗后可以获得较好的缓解。

4. 帕金森病患者为什么睡前总是坐立难安?

帕金森病患者睡前出现肢体不适感,活动后可明显缓解,这种情况称为不宁腿综合征。帕金森病患者伴有不宁腿综合征者较为常见,发生率可达8%~24%,是影响帕金森病患者睡眠的重要因素之一。

目前,不宁腿综合征的发病机制尚不明确。但此症状在帕金森病患者中较为常见,说明该症状可能与中枢神经系统多巴胺代谢有关。因不宁腿综合征严重影响患者的生活质量,尤其可导致失眠、抑郁和焦虑,因此有相应的症状时应及时寻求医生的帮助。

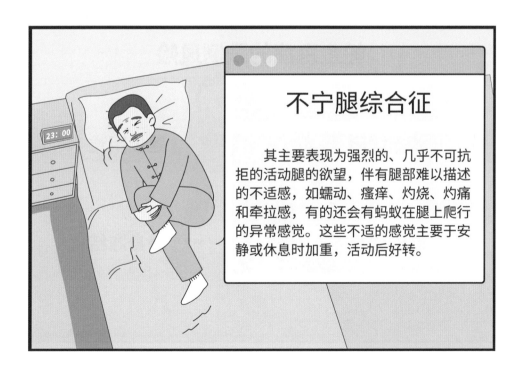

不宁腿综合征

其主要表现为强烈的、几乎不可抗拒的活动腿的欲望,伴有腿部难以描述的不适感,如蠕动、瘙痒、灼烧、灼痛和牵拉感,有的还会有蚂蚁在腿上爬行的异常感觉。这些不适的感觉主要于安静或休息时加重,活动后好转。

5. 帕金森病患者为什么容易摔倒?

大多数帕金森病患者存在运动协调性下降的情况。有的患者肌肉强直,站立时呈前倾姿势(上身前探、重心前移),极易导致跌倒。有的患者表现为步态障碍,走路时速度快、收不住脚,容易摔倒;迈步时启动困难或转身时冻结、转不过来,使跌倒风险增加。帕金森病引起的体位性低血压也容易导致摔倒。如患者居家环境设置不合理,障碍物过多,造成环境狭小、光线不充足,也会增加跌倒的风险。

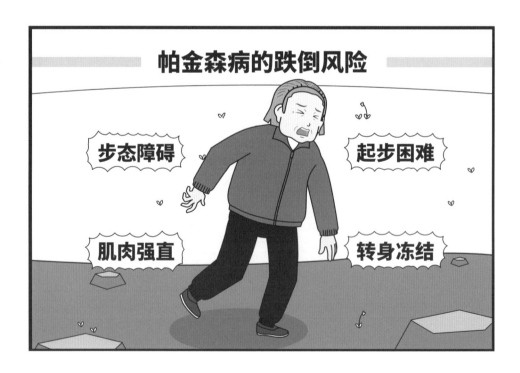

6. 帕金森病患者为什么一天中状态会时好时坏?

帕金森病初期,服药后患者的症状会得到明显改善;随着疾病的进展,药物治疗效果减退,出现波动现象,患者的状态表现为时好时坏。

有的患者长期用药后疗效减退、有效时间缩短,如服药后起效时间从之前的30分钟延长到1小时,药效的维持时间从之前的4小时缩短到2小时,这就是"剂末现象"。患者有时突然肢体僵直、运动不能,像断电一样,如在走路时突然迈不开步子,脚好像粘在地上,举步维艰,有时候又突然活动正常,肢体僵硬消失,可以自如活动,这就是"开关现象"。

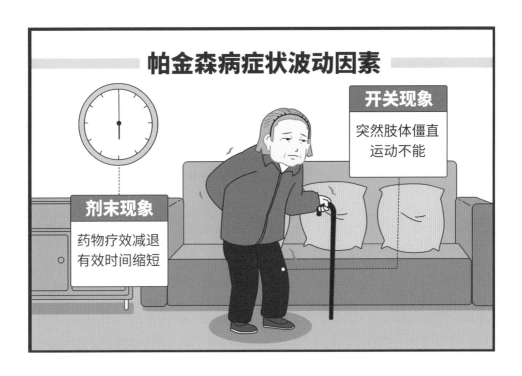

帕金森病症状波动因素

开关现象
突然肢体僵直
运动不能

剂末现象
药物疗效减退
有效时间缩短

帕金森病患者出现症状波动主要与疾病本身的进展有关，也与长期服用左旋多巴类药物相关，科学合理地用药可减轻这些症状。因此，帕金森病患者应请专科医生制订科学的用药方案，并定期请专科医生调整治疗方案，不能自主调整用药。

7. 帕金森病患者为什么会出现像跳舞一样的动作?

　　长期服用左旋多巴类药物的帕金森病患者,治疗后出现一种不可控制的不自主运动如摇头晃脑、吐舌、扭腰、甩手跺脚等舞蹈样动作,这是帕金森病药物治疗的运动并发症——异动症。40%~50% 的帕金森病患者在接受 5 年及以上左旋多巴药物治疗后,会出现左旋多巴诱发的异动症。异动症的出现和遗传因素相关,也和一些非遗传因素如发病年龄早、女性、体重轻、长期大剂量使用左旋多巴治疗等有密切关系。

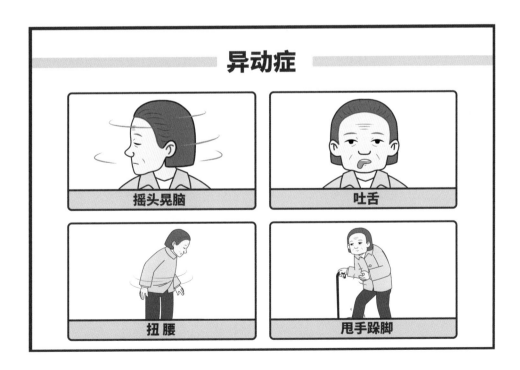

8. 便秘和帕金森病有关吗？

高达 80% 的帕金森病患者存在便秘，并可早于运动症状多年之前出现。帕金森病患者出现便秘的原因有两方面：

（1）帕金森病本身导致便秘出现。帕金森病患者出现消化道的自主神经功能紊乱，引起胃肠蠕动缓慢；由于运动迟缓，帕金森病患者常常活动少，缺乏足够的锻炼，也不利于肠蠕动。帕金森病常合并焦虑、抑郁等情绪改变，焦虑、抑郁情绪可加重帕金森病患者的便秘。

（2）许多帕金森病的治疗药物，虽然能够延缓帕金森病所引发的颤抖、肢体僵硬感，但会加重便秘的发生。研究发现帕金森病患者经过左旋多巴药物治疗后便秘发生率增加。如抗胆碱能药有明确的致便秘的作用，该药物使肠道运动功能下降，从而有加重便秘的可能，而且抗胆碱药物会使唾液分泌减少，再加上患者缺乏体育锻炼，膈肌、腹部肌肉的紧张度下降，粗纤维和液体摄入减少会加重便秘。

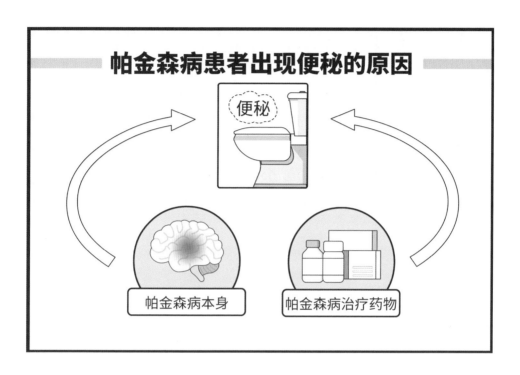

帕金森病患者出现便秘的原因

便秘

帕金森病本身

帕金森病治疗药物

9. 嗅觉障碍也是帕金森病惹的祸？

帕金森病患者存在嗅觉障碍，甚至可以在帕金森病运动症状发病前数年就出现，故筛查嗅觉障碍可能有助于早期发现、早期诊断帕金森病。虽然大多数帕金森病患者伴有严重的嗅觉功能障碍，且嗅觉障碍可能是帕金森病的前兆，但嗅觉障碍对帕金森病的诊断缺乏特异性。除帕金森病外，嗅觉障碍还与许多鼻部疾病或其他神经系统疾病如阿尔茨海默病、多发性硬化、癫痫等有关。因此，一旦发现自己或身边的老人嗅觉减退需引起重视，及时到正规医院检查。

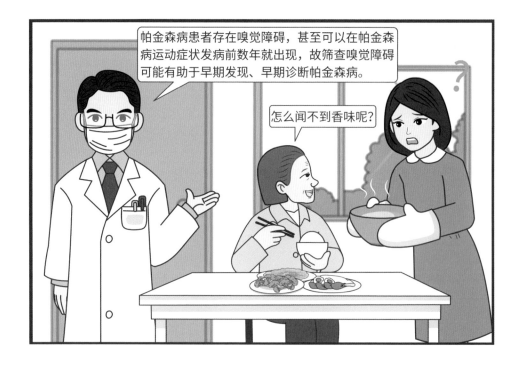

10. 帕金森病患者会出现哪些睡眠障碍?

至少 60%~90% 的帕金森病患者会出现睡眠障碍,严重影响患者的生活质量。帕金森病患者中常见的睡眠障碍主要包括失眠、快速眼动睡眠行为障碍、白天过度嗜睡、不宁腿综合征、睡眠呼吸障碍等。这些睡眠障碍与帕金森病病情本身或药物治疗的副作用相关。

60% 的患者出现失眠,表现为入睡困难、睡眠浅和睡眠时间短。同时,也会加重记忆力减退、注意力不集中,对工作和生活造成影响。20%~60% 的患者出现日间过度嗜睡,常常打盹。7.9%~20.8% 的患者在睡前出现双下肢难以形容的不适感,活动或不断敲打双腿可以明显改善,这种症状称为不宁腿综合征。帕金森病患者也会出现打鼾、睡眠呼吸暂停等问题。

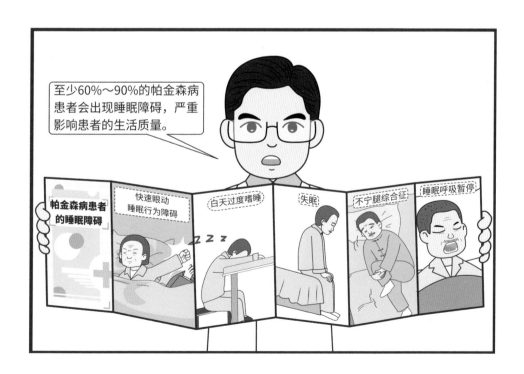

11. 睡眠中大喊大叫与帕金森病有关吗？

帕金森病患者在睡眠中可能出现大声喊叫、大笑、哭泣、谩骂或唱歌的情况，严重者则出现拳打脚踢、击倒床头柜、从床上坐起，甚至从床上跳起来或滚到床下，导致患者自己或同床者受到伤害，这就是快速眼动睡眠行为障碍（rapid eye movement sleep behavior disorder，RBD）。RBD 一般在入睡后 90 分钟后出现，发作频率因人而异，可以一晚发作数次或数周发作一次，平均发病年龄 50~65 岁，男性多见。

全球范围的研究表明，80% 左右的老年 RBD 患者在数年或更长时间内会发展为神经变性疾病，其中最常见的是帕金森病。

如果患有 RBD 的老年人同时伴有多年的嗅觉减退、长期难治性便秘、明显的体位性头晕或轻微记忆力减退等症状中的一项或多项，则可能提示今后出现帕金森病的风险更高。而如果已经出现了肢体抖动、动作缓慢、脾气性格改变甚至幻觉的情况，更需要尽早到神经内科就诊。

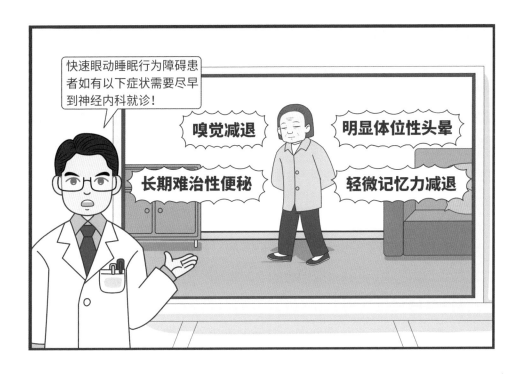

12. 帕金森病患者为什么会出现幻觉?

随着帕金森病的进展,患者往往会出现幻觉,主要包括幻视、幻听、幻触和幻嗅,会对患者的生活和安全造成严重影响。幻觉简单来说就是指患者看到、听到、感受到、闻到,甚至尝到的东西并非真实存在。帕金森病的幻觉发病率约为48%,其表现形式多样,其中以视幻觉较为多见,发生率约为30%,听幻觉、嗅幻觉、触幻觉等相对比较少见。幻觉的出现与帕金森病的病变有关。此外,服用苯海索、金刚烷胺、多巴胺受体激动剂等抗帕金森病药物的患者更容易出现幻觉。

如果患者出现了幻觉,家属或照护者应立即带患者到医院就诊,请医生找出导致幻觉的原因,并采取相应的治疗措施。但值得注意的是,患者有时候可能无法意识到自己出现了幻觉或不愿意告诉他人,因此只要发现患者行为异常或奇怪,就应当委婉地询问并及时就医。一般来讲,只要治疗合理、用药准确,幻觉症状是可以得到有效改善的。

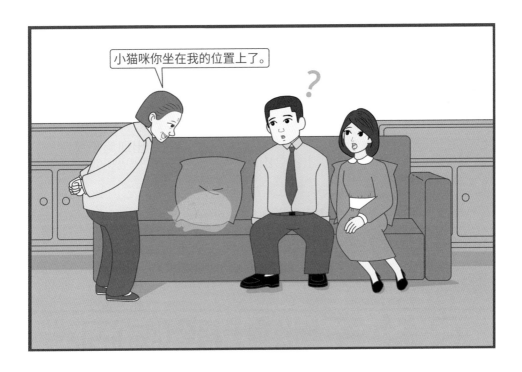

13. 帕金森病患者为什么看上去总是不开心?

帕金森病患者看上去总是不开心可能是因为疾病表现的面具脸使患者表情不如原来丰富,也可能是患者过分担心自己的疾病,出现情绪低落所导致的。

40%~50% 的帕金森病患者会出现抑郁。帕金森病患者的抑郁主要表现为持续的情绪低落、难以集中注意力、对工作和生活失去兴趣、失眠、冷漠、悲观、焦虑、敏感等。此外,疲劳、胸闷、心慌等躯体症状也较多见。

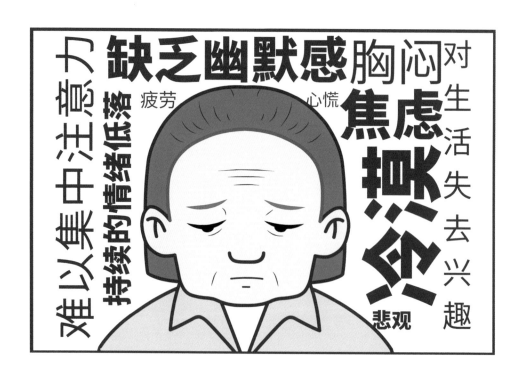

14. 帕金森病患者为什么会出现体位性低血压?

患病时间较长的帕金森病患者可能在体位转换时出现头晕,如由平卧到站立、由坐位到站立、由蹲位到站立等,表现为头晕目眩、恶心、视物模糊、疲乏、无力感等,严重者还会突然发生意识丧失倒地不起,即所谓的晕厥。平躺后症状明显好转,此时最应考虑患者是否存在体位性低血压的情况。

因此,为避免跌倒等不良事件的发生,频繁出现体位性低血压时,患者应及时就医。医生会根据患者的具体情况,结合相关检查,对头晕的不同原因作出判断,给出生活方式上的建议,并进行有针对性的治疗。

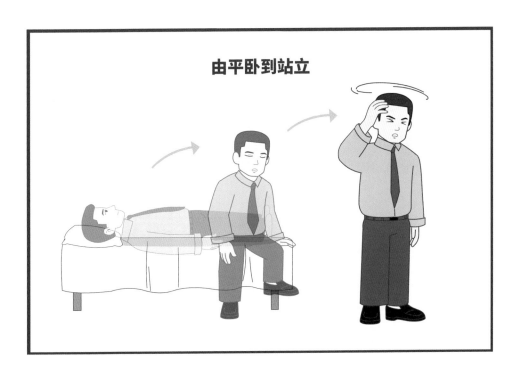

由平卧到站立

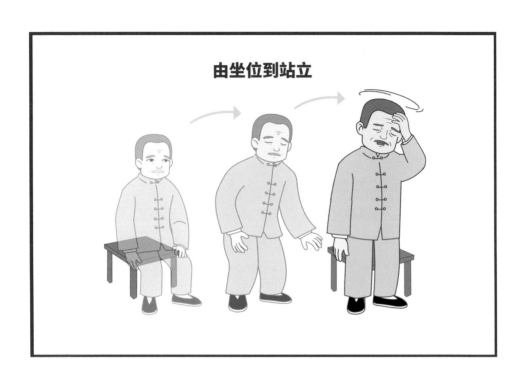

由坐位到站立

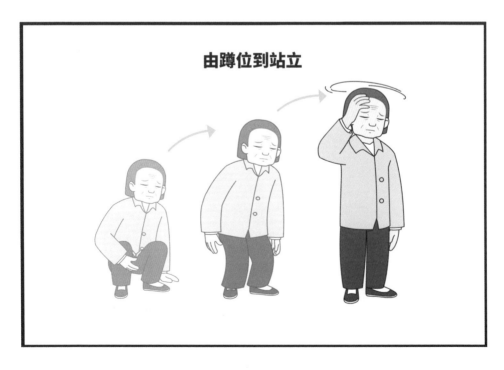

由蹲位到站立

15. 帕金森病患者为什么经常出汗?

有的帕金森病患者自己也不觉得热,但就是出汗多,这是怎么回事? 为什么帕金森病患者会频繁出汗? 其原因主要有以下几点:

（1）**自主神经功能障碍**:帕金森病患者的自主神经功能常常受到影响,可能导致出汗异常。可以采取调整卧室温度、保持皮肤干燥、穿着棉质衣物等方法改善。

（2）**药物副作用**:帕金森病患者常服用多巴胺类药物等,此类药物可使出汗增多。此外,部分抗抑郁药、抗精神病药等也会引起多汗。

（3）**情绪因素**:帕金森病患者往往存在抑郁、焦虑等情绪问题,当情绪紧张时,出汗增多。可通过心理治疗、放松训练等改善情绪。

（4）**体温调节受损**:帕金森病患者的中枢神经系统受损,引起体温调节异常。

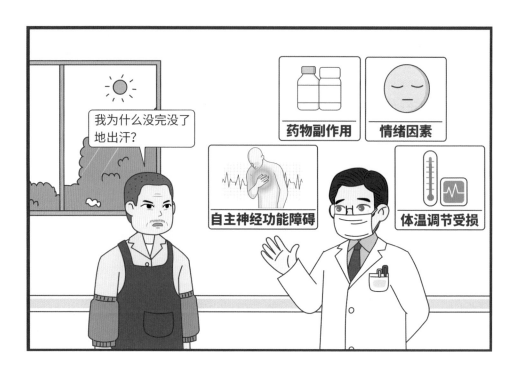

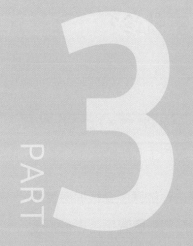

第三篇

就诊篇

1. 帕金森病患者应到哪个科室就诊？

帕金森病患者就诊以神经内科为主导，结合神经外科、营养科、中医科、康复科的综合治疗能够为患者提供最佳治疗方案、改善生活质量。

（1）**明确是否患帕金森病应到神经内科**：神经内科的医生会根据患者的发病情况、症状表现，结合体格检查和辅助检查综合判断患者是否患有帕金森病。因此，一旦怀疑得了帕金森病，应该到神经内科就诊，如有条件可到帕金森病专科门诊就诊。

（2）**启动药物治疗、调整药物应到神经内科**：帕金森病患者需要长期、规律口服抗帕金森病的药物，如何选择合适的药物，如何进行药物剂量调整均需经过神经内科医师的评估。

（3）**手术治疗应到神经外科**：当药物治疗效果不够理想时，可在神经内科和神经外科医生的共同评估及讨论后，明确是否适合手术治疗。

（4）**营养科、中医科、康复科的辅助治疗**：帕金森病患者常合并吞咽困难、营养吸收障碍、多汗、烦躁等症状，营养科可指导患者如何进行合理的饮食，中医科可协助调整患者的乏力、多汗、烦躁，康复科可辅助理疗、运动训练，均有助于患者长期的管理和治疗。

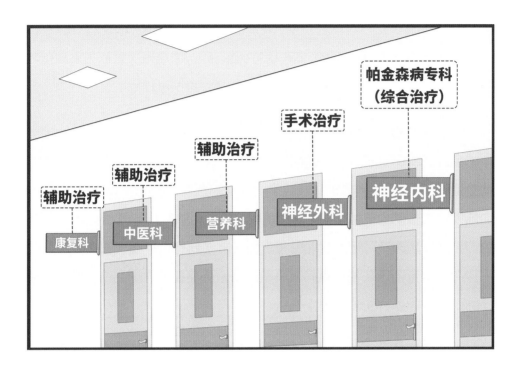

帕金森病专科
（综合治疗）

手术治疗

辅助治疗

辅助治疗

辅助治疗

神经内科

神经外科

营养科

中医科

康复科

2. 哪些检查能诊断帕金森病？

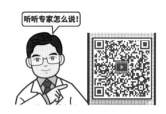

听听专家怎么说！

　　神经内科医师需要详细询问病史及体格检查，明确有无其他因素导致的帕金森综合征的可能，通过体格检查确认症状及其严重程度。

　　（1）**辅助检查**：医师通过头颅磁共振成像，判断有无脑梗死等导致类似帕金森病表现的原因；患者存在肢体抖动时，医师可通过震颤分析明确抖动类型和程度；存在体位性头晕或需要鉴别帕金森综合征时，可进行卧立位血压及卧立位脑血流监测，进行残余尿超声检查。黑质超声检查通过无辐射的经颅骨超声波可初步发现患者黑质脑神经元是否存在异常。多巴胺能PET/CT 检查则可在帕金森病超早期发现是否存在脑内帕金森病相关神经元的受损，并检测受损的程度。

　　（2）**药物负荷试验**：可检测患者对左旋多巴类药物的反应。经典帕金森病患者对于左旋多巴类药物通常反应良好。因此，通过评估患者用药前后的症状改善情况可以辅助帕金森病诊断。药物负荷试验需要患者在早晨空腹情况下服用医师建议剂量的左旋多巴类药物；观察服药前后症状改善的程度，结合患者主观症状改善感受，明确左旋多巴类药物对患者的治疗效果。

　　（3）**化验检查**：明确患者的一般情况，鉴别引起帕金森样表现的其他病因。建议患者完善血常规、肝肾功能、凝血功能、甲状腺功能、铜蓝蛋白及自身免疫相关检查；部分症状不典型，如发病时间较短、进展较迅速的患者建议完善腰椎穿刺检查。

目前，帕金森病尚无单一的临床诊断标准，即不存在单一的检查可以确诊帕金森病，因此需要医师结合患者病情综合上述检查结果进行诊断。

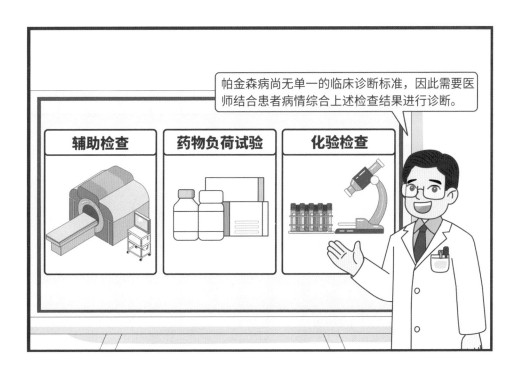

3. 帕金森病需要定期复诊吗？

帕金森病患者是需要定期复诊的，医生依据患者的一般情况确定定期复诊的具体时间。

（1）帕金森病初次确诊及起始用药时，须每月前来复诊直至达到良好的治疗效果，建立稳定的治疗方案。

（2）帕金森病药物效果稳定后，此时每6个月前来复诊一次即可。大部分患者复诊的间隔时间不应超过6个月，否则疾病的进展可能得不到及时的治疗而造成不必要的功能受限甚至残疾。

（3）当帕金森病患者出现药物疗效减退或异动症表现时，需及时复诊，调整药物治疗方案。

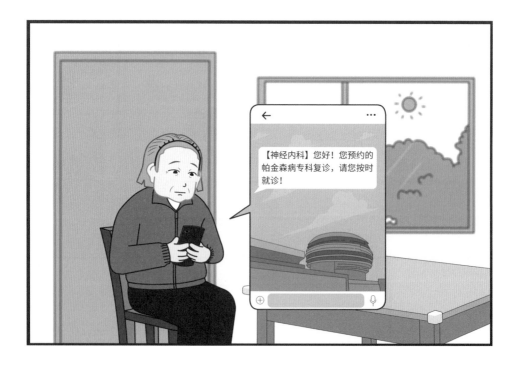

4. 帕金森病患者需要做哪些化验检查?

　　帕金森病患者需要进行化验检查来排除其他因素导致的帕金森综合征。比如,帕金森病患者常需进行血常规、肝肾功能、铜蓝蛋白、血清铜等检测,以进一步排除肝豆状核变性等可合并肝功能受损的帕金森综合征。此外,还需要进行甲状腺功能相关检查,以鉴别甲状腺功能亢进导致的震颤、甲状腺功能减退导致的动作迟缓等。

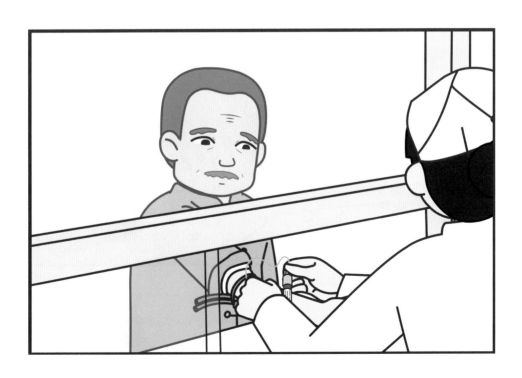

5. 黑质超声检查可以帮助诊断帕金森病吗?

　　专门用超声来扫描黑质的检查即黑质超声,此种检查没有辐射、安全便捷。黑质超声对于帕金森病的诊断及鉴别诊断有一定价值,一般认为帕金森病患者存在黑质超声异常的结果,而多系统萎缩、进行性核上性麻痹等黑质超声多正常,但该检查也存在一定的局限性,多用于初步筛查和辅助诊断。

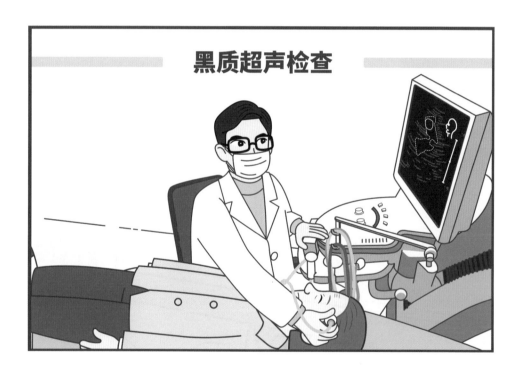

黑质超声检查

6. 帕金森病需要做磁共振检查吗？

　　脑部的磁共振检查是帕金森病患者鉴别诊断中的重要环节。帕金森病患者脑磁共振检查通常无明显异常表现。如通过磁共振检查，发现患者脑内存在异常改变，则提示有其他疾病的可能。

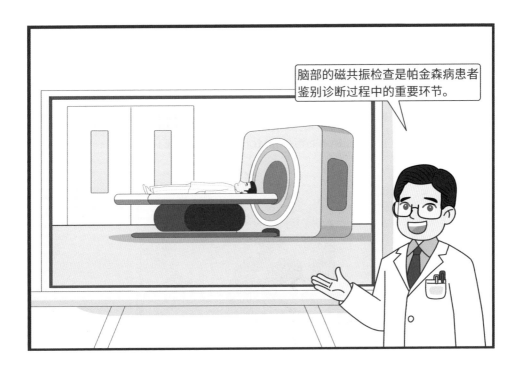

脑部的磁共振检查是帕金森病患者鉴别诊断过程中的重要环节。

7. 多巴胺是什么？如何检测？

多巴胺是人脑控制及调节运动的主要神经递质，帕金森病患者因为产生多巴胺的黑质多巴胺能神经元退变，脑内多巴胺减少，导致动作迟缓，身体灵活度下降。

正电子发射体层成像(positron emission tomography，PET)可直接检测多巴胺能神经元的完整性，该检查可反映多巴胺能神经元的数量和功能状态。

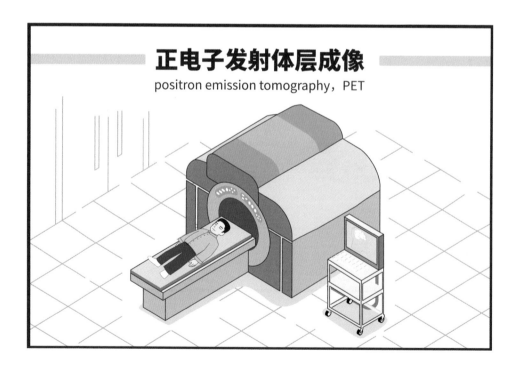

正电子发射体层成像

positron emission tomography，PET

8. 基因检测对帕金森病的诊断有帮助吗？

帕金森病并非是遗传病，然而遗传因素参与了帕金森病的发病。虽然目前发现了多个与帕金森病相关的基因突变位点，但仅有 5%~10% 的帕金森病患者的发病是单纯由遗传因素导致的。也正是这少部分的患者，其临床表现、药物疗效、疾病预后与典型的帕金森病患者有所差别，值得重点关注。一般来说，发病年龄早、有阳性家族史的帕金森病患者，建议使用基因检测来协助疾病诊断、判断疾病预后、进行遗传咨询评估后代的患病风险。

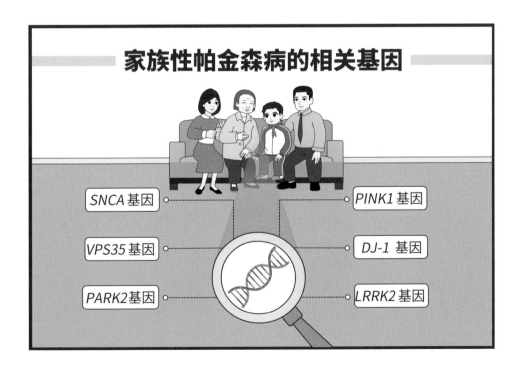

9. 量表评估对于帕金森病的诊断有帮助吗?

目前,帕金森病的诊断主要依靠详尽的病史、完整的神经系统检查,辅以治疗初期患者对多巴胺能药物的反应。其中量表评估,尤其是统一帕金森病评定量表(UPDRS)对于量化帕金森病患者运动症状、评估疾病严重程度、评价左旋多巴反应性具有重要作用。此外,其他非运动症状量表,如非运动症状评定量表(NMSS、MDS-NMS)、简易精神状态评价量表(MMSE)、蒙特利尔认知评估量表(MoCA)、汉密尔顿抑郁量表(HAMD)等使得医生可以量化非运动症状对帕金森病患者的整体负担和其对生活质量的影响,对非运动症状的早期识别均有一定的帮助。

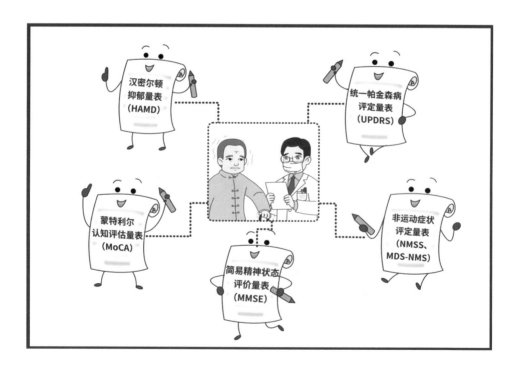

PART

4

第四篇

治疗篇

1. 用于治疗帕金森病的药物有哪几类？

帕金森病的药物治疗主要分为以下几类：

（1）**左旋多巴类药物**：这类药物是治疗帕金森病最常用的，此类药物可帮助大脑补充缺乏的多巴胺，减缓帕金森病症状，如手颤、肌肉僵硬等。

（2）**多巴胺受体激动剂**：这类药物模拟多巴胺的作用，刺激大脑中的多巴胺受体，有助于改善运动功能。

（3）**儿茶酚 -O- 甲基转移酶**（catechol-O-methyltransferase，COMT）**抑制剂**：COMT 是体内的一种酶，能降解多巴胺。这类药物抑制 COMT 的活性，延长多巴胺在大脑中的作用时间，增强治疗效果。

（4）**单胺氧化酶 -B（MAO-B）抑制剂**：MAO-B 也是体内的一种能够分解多巴胺的酶，药物通过抑制它的活性，减缓多巴胺的分解，从而增加多巴胺在大脑中的浓度。

（5）**抗胆碱能药**：这类药物通过调整乙酰胆碱和多巴胺之间的平衡，缓解帕金森病的症状。

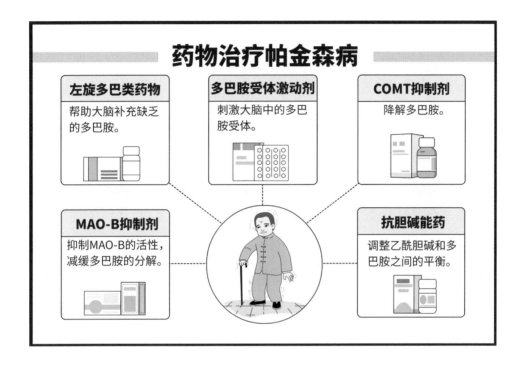

药物治疗帕金森病

左旋多巴类药物
帮助大脑补充缺乏的多巴胺。

多巴胺受体激动剂
刺激大脑中的多巴胺受体。

COMT抑制剂
降解多巴胺。

MAO-B抑制剂
抑制MAO-B的活性，减缓多巴胺的分解。

抗胆碱能药
调整乙酰胆碱和多巴胺之间的平衡。

这些药物需要根据患者的具体情况由医生进行精准调配。治疗的过程中可能需要不断调整，以找到最适合患者的药物组合和剂量。

2. 帕金森病药物治疗的效果多久会显现出来?

一些抗帕金森病药物起效很快,药物的效果会在服用后 30 分钟到数小时内显现,患者可能会感觉到症状好转,如震颤、肌强直等减轻,运动能力有所改善。对于一些长效的药物,则需要观察数天甚至数周才能看到效果。

每位患者的身体状况和病情都有差异,对药物的反应也因人而异。有些患者可能会在短时间内感觉到明显的改善,而另一些患者可能需要更长的时间。医生会根据患者的具体情况调整药物的种类和剂量,以达到最佳的治疗效果。药物治疗是需要长期规律坚持的。在使用药物的过程中,患者和家人需要密切关注可能出现的副作用,并及时向医生反馈。此外,药物的效果可能会随着病情的发展而逐渐减弱,这时医生可能需要调整治疗方案,以达到改善症状、提高生活质量的治疗目标。

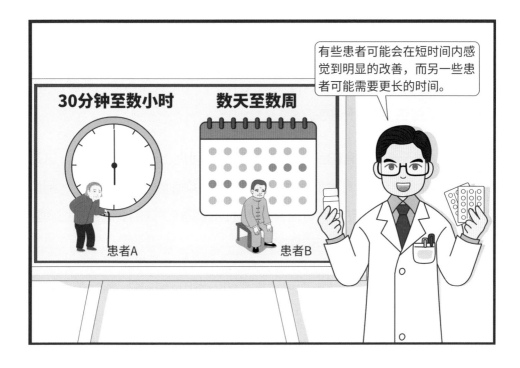

3. 长期服用治疗帕金森病的药物有副作用吗？

长期服用治疗帕金森病的药物会出现副作用。其中，一些常见的症状包括恶心、呕吐、头晕等。这些副作用在刚开始使用药物时可能更为显著，但通常会随着时间的推移逐渐减轻。医生会在治疗初期调整药物的剂量，以帮助患者逐渐适应，减轻不适感。

此外，对于长期患有帕金森病的人，服药后可能出现运动并发症。这是疾病逐渐进展的结果。患者的症状会出现波动，即随着体内药物浓度达到低谷或高峰，帕金森病运动症状可能会有所加剧或减轻。这需要医生仔细调整药物剂量和使用频率，以平衡药物效果。

对于某些药物，还可能出现精神方面的副作用，如幻觉、嗜睡等。在这种情况下，需要及时告知医生，以便调整治疗方案。尽管有出现副作用的可能，药物仍然是治疗帕金森病最重要的手段之一。通过科学合理的用药和医生的指导，可以减轻不良反应，改善患者生活质量。

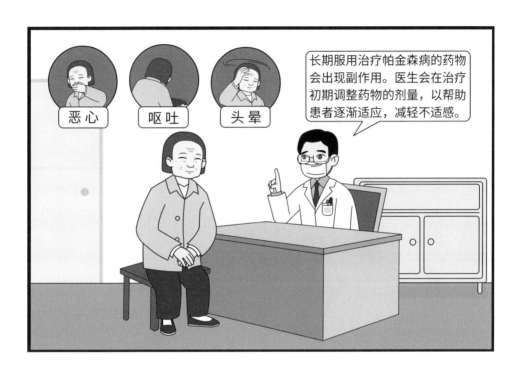

4. 帕金森病患者长期服药，药效会越来越差吗？

　　随着时间的推移，一些患者可能会觉得药物的效果不如刚开始使用时显著。这一现象发生的时间因人而异。对于部分患者而言，药物可能在很长一段时间内保持较好的疗效。然而，对于另一部分患者而言，可能在相对短的时间内就开始感觉到药物效果的减弱。

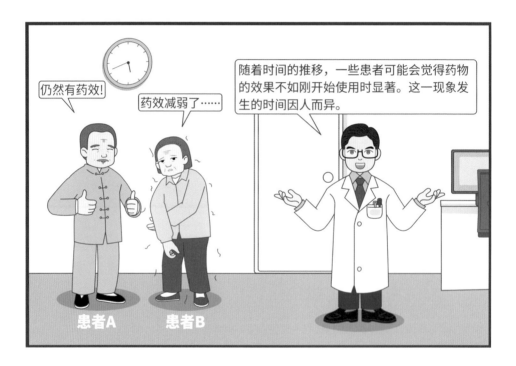

　　这一现象发生的主要原因是疾病本身导致的，即帕金森病本身就是一种进行性发展的疾病，随着患病时间的延长，病情会逐渐加重，对于药物的需求也会增加，所以患者会感到以前的药效不足。这种情况下，医生可能会针对个体情况调整药物，以寻求更好的疗效。

5. 什么是药物的"蜜月期"？

　　所谓"蜜月期"是指在帕金森病患者刚开始使用药物时，药物的效果非常显著且稳定。患者服药后会明显感受到症状缓解，如震颤减轻、肌强直减轻等。这个阶段让患者和家人感到非常振奋。

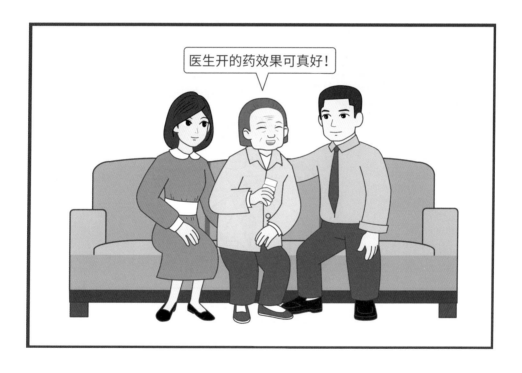

　　然而，因为个体差异和病情不同，并非每位患者都能够经历这段"蜜月期"。需要注意的是，对于多数患者来讲，"蜜月期"并不是永远持续的。随着时间的推移，患者可能会感觉到药物效果逐渐减弱，这时医生可能需要调整药物的剂量或考虑其他治疗方案，以保持疗效。

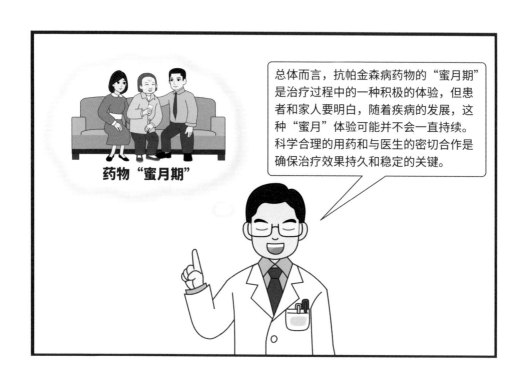

总体而言，抗帕金森病药物的"蜜月期"是治疗过程中的一种积极的体验，但患者和家人要明白，随着疾病的发展，这种"蜜月"体验可能并不会一直持续。科学合理的用药和与医生的密切合作是确保治疗效果持久和稳定的关键。

药物"蜜月期"

6. 帕金森病患者可以突然停药吗？

对于长期接受抗帕金森病药物治疗的患者，不可以突然停止用药。突然停止用药可能会导致"撤药综合征"，表现为运动障碍、肌强直、震颤等原有的帕金森病症状的急剧加重。因此，患者是不能突然停药的。

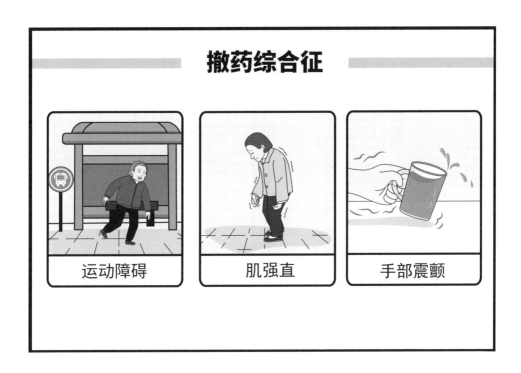

药物治疗应该在医生的指导下逐渐调整，以确保患者的身体能够适应变化。医生通常会根据患者的症状、药物的效果和可能的副作用来制订个性化的用药计划。如果医生评估患者需要减药，医生会逐步减少药物的剂量，而不是突然中止。

7. 药物治疗能延缓帕金森病的进展吗？

　　药物治疗是帕金森病管理的重要组成部分，虽然目前不能治愈疾病，但可以缓解症状、改善患者生活质量，某些特定的药物还可能在一定程度上延缓病情的进展。

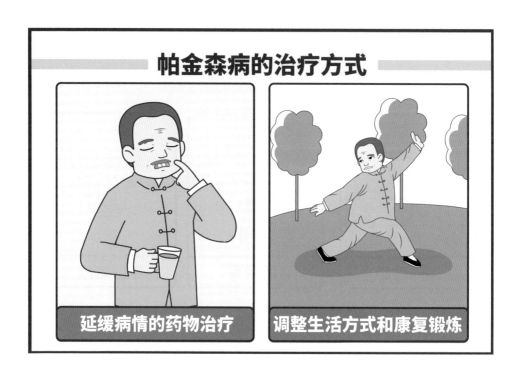

帕金森病的治疗方式

延缓病情的药物治疗　　调整生活方式和康复锻炼

　　目前除了药物治疗，帕金森病患者还可以通过生活方式的调整和康复锻炼来辅助治疗。健康的生活方式和合理积极的锻炼，是保护神经系统的重要途径之一，也是对抗帕金森病的重要方法。

8. 服用左旋多巴类药物的注意事项有哪些?

第一,患者要注意药物与进食的时间间隔问题。左旋多巴类药物在空腹时吸收更好。因此,可以选择在饭前 1 小时或饭后 1.5 小时服用,防止食物影响药物的吸收。

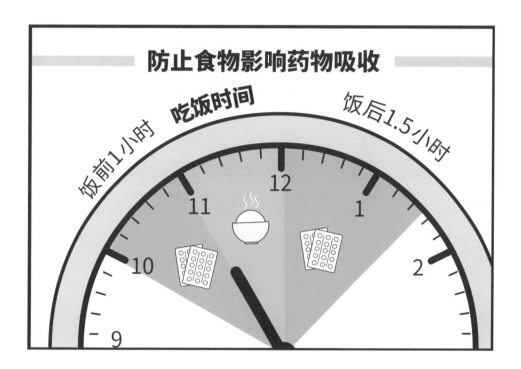

第二,患者在使用左旋多巴类药物时应该避免与一些食物同服。如某些高蛋白食物可能影响药物吸收,因此应避免与牛奶、鸡蛋等高蛋白食物一同食用。

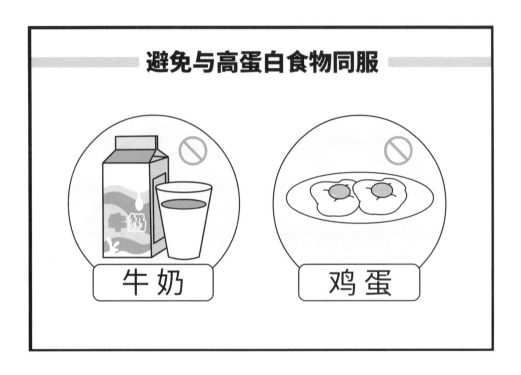

避免与高蛋白食物同服

牛奶

鸡蛋

　　第三，左旋多巴类药物的服用剂量和次数是非常个体化的，需要按照医生的建议正确使用药物，不要擅自增减剂量。医生会根据患者的具体情况开具合适的剂量并规定服用次数，患者需按医嘱规定的时间和剂量来服用药物。

9. 除了口服药物，帕金森病还有哪些治疗方法？

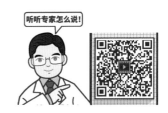

听听专家怎么说！

帕金森病的治疗并非只有单一的口服药物，还包括一系列的综合治疗方法。

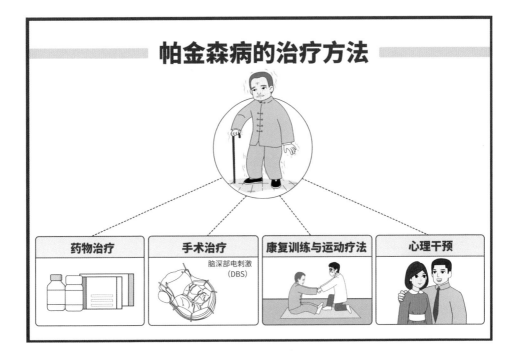

（1）**手术治疗**：帕金森病早期药物治疗效果显著，但随着疾病的进展，药物疗效减退或出现严重的运动并发症，这时可以考虑手术治疗。

（2）**康复训练与运动疗法**：对帕金森病症状改善乃至对延缓病程的进展可能都有一定的帮助。特别是对于一些药物治疗效果不佳的症状，如步态平衡障碍、语言障碍、吞咽障碍等，可以从康复和运动疗法中获益。

（3）**心理干预**：如认知训练可以改善帕金森病患者的认知功能障碍，认知行为疗法对帕金森病伴有抑郁和睡眠障碍的患者有所帮助。寻求专业人员的帮助，改善患者心理精神状态，可以达到更好的治疗效果。

10. 帕金森病的手术治疗包括哪些?

目前,帕金森病的手术治疗方法主要有神经核团毁损术和脑深部电刺激(DBS),其中脑深部电刺激疗法因其相对无创、安全和可调控性而成为目前神经外科领域治疗帕金森病首选的治疗方式。

需要注意的是手术并非适合所有的帕金森病患者。在决定手术前,需要医生进行系统的术前评估,权衡手术风险和可能的获益后再进行。

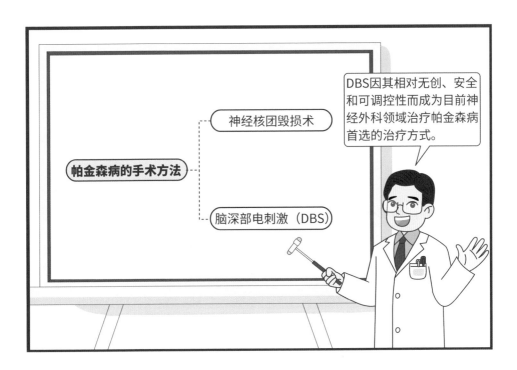

11. 帕金森病患者何时可考虑手术治疗？

帕金森病患者遇到以下情况可考虑手术治疗的情况：

（1）**药物疗效显著减退**：对于一些帕金森病患者，初始时药物可能取得了显著的疗效，但随着时间推移，药物的疗效逐渐减退，药效持续时间越来越短，需要越来越大的剂量才能维持效果时，手术治疗可能成为了一种选择。

（2）**出现明显的运动并发症**：一些患者在长期服用抗帕金森病药物治疗中可能会出现运动并发症，如在药物浓度高峰和低谷时症状波动明显，影响患者的生活质量。手术治疗可以帮助这种波动趋向平稳，提高患者的生活质量。

（3）**药物副作用明显**：有些患者可能在病情发展时无法承受药物加量带来的不良反应。在这种情况下，手术治疗可能是一个考虑的选项，以减少用药量，减轻药物不良反应。

（4）**存在药物不可控制的震颤**：有些患者肢体的震颤很突出，严重影响生活质量。当药物对震颤治疗效果不佳的时候，可以考虑进行手术治疗。

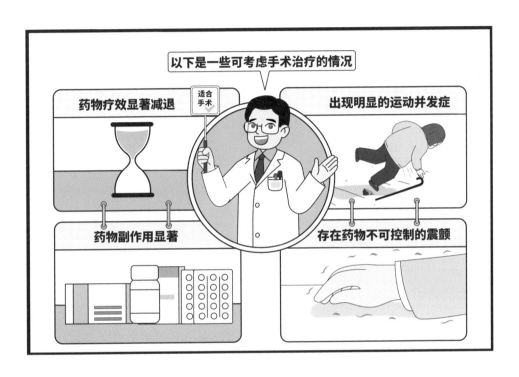

12. 哪些帕金森病患者不适宜手术治疗？

手术治疗并非适用于所有帕金森病患者。每位患者的病情和身体状况都是不同的，因此在决定手术治疗的时候，需要进行详细的个体化评估。医生会综合考虑患者的年龄、整体健康状况、病情严重程度等因素，以确定手术是否为合适的治疗选择。以下是一些不适宜手术治疗的情况：

（1）**严重的合并疾病**：患者如果同时患有其他严重的合并疾病，如严重的心脏病、肺部疾病等，可能会增加手术的风险。对于健康状况很差的患者，手术很可能难以改善患者的整体健康状况，甚至会产生负面影响。

（2）**明显的认知功能下降**：帕金森病患者认知功能障碍可能会在术后加重，因此有明显认知功能下降的患者可能难以在手术中获益。

（3）**严重的精神类疾病**：一些帕金森病患者可能同时患有严重的精神类疾病，如严重抑郁症、焦虑症、精神分裂症等。这些精神健康问题可能会在手术后加重，对手术治疗的效果产生负面影响。

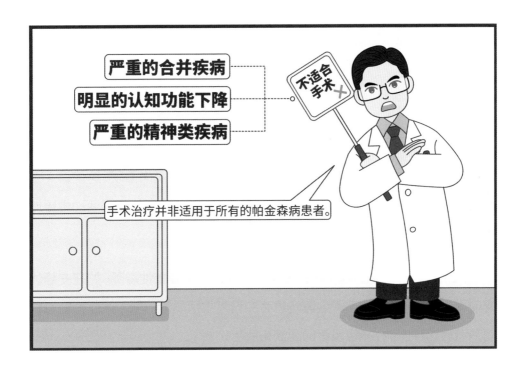

13. 脑深部电刺激能改善帕金森病的哪些症状？

植入脑起搏器，即脑深部电刺激疗法，是一种通过手术将微小的电极植入大脑特定区域，通过调节电极的电压电流来调节脑功能的治疗方法。

这一技术在帕金森病患者中取得了显著的成就，能够改善症状，其中包括：

（1）**肌强直（肌张力增高）**：帕金森病患者会感到肌肉僵硬，这使得关节活动变得困难。植入脑起搏器能够减轻肌肉僵硬，使患者在日常活动中更加灵活。

（2）**静止性震颤**：帕金森病的典型症状之一是静止性震颤，如在安静休息时手部颤动，严重的震颤会影响患者的日常生活质量。植入脑起搏器可以有效减轻这种震颤，减轻患者的烦恼和痛苦。

（3）**运动迟缓**：帕金森病患者存在明显的动作缓慢，如行走缓慢、转身笨拙、手不灵活等问题。植入脑起搏器通过调整大脑的信号传递，有助于改善运动迟缓。

（4）**改善运动并发症**：长期用药的帕金森病患者可能会出现症状波动，患者在药物浓度高峰和低谷时症状波动明显。有些患者在药物起效以后甚至出现运动过多、身体乱扭动（异动症）等现象，而在药效减退的时候，活动非常困难。植入脑起搏器及术后程控可以减缓这种波动，使患者在不同时间段内都能够维持相对稳定的症状。

尽管如此，植入脑起搏器并非能够改善所有帕金森病的症状，如对于平衡障碍、吞咽困难、严重步态障碍等症状可能效果不佳。

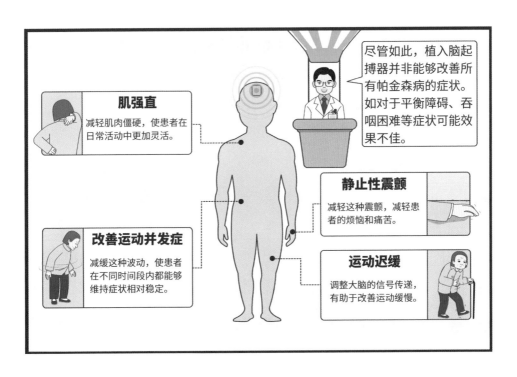

14. 植入脑起搏器后需要注意什么?

对于植入脑起搏器术后的患者,术后的定期随访非常重要。在最初的几个月内,专科医生会通过计算机程控技术,对电刺激发生器进行参数的调整,以寻找到最佳参数,帮助患者达到最佳的控制状态。以后应定期进行随访,根据情况进行相应的检测和参数调整,若症状突然加重,应及时联系医生检查。

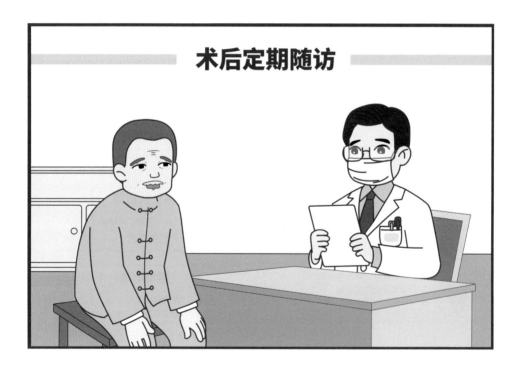

术后定期随访

在日常生活中应注意以下事项：

（1）避免颈部过度屈伸的运动，以免过度牵拉植入系统的部件。突然、过度或反复低头，颈部扭转，跳跃或伸展等动作有可能导致部件破损或移位。

（2）避免反复触摸、揉搓伤口。术后早期，头部、耳后和胸前会有小的伤口，需要时间逐渐愈合。抓挠、抠破伤口有可能导致感染，甚至污染电极和设备。

（3）避免自行减药、停药，因为术后早期脑内仍有水肿，刺激参数不稳定，症状会有波动，盲目减药、停药，可能导致症状的突然加重，不利于观察电刺激的疗效。

（4）患者在活动时应注意避免靠近产生强电磁场的设备，如大型音箱的喇叭、电磁炉、冰箱电机等，靠近强电磁干扰源会使刺激器自行打开或关闭。因为电池消耗或其他原因，刺激系统也会意外关闭。如果患者在术后需要接受磁共振成像等检查，需事先咨询专科医生。

（5）对于可充电型刺激器，切记按时充电，避免长时间不充电，因为过量放电会导致刺激器电池容量损害。建议每天充电，用患者控制器检查显示电量"OK"即可，每次无需花费很长时间。

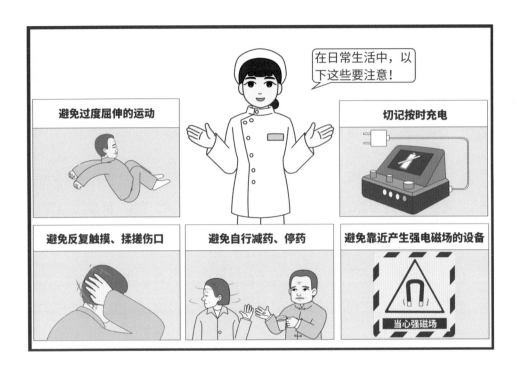

15. 帕金森病患者需要进行康复治疗吗？

随着病情进展，到了疾病中晚期，患者除了常见的肢体震颤、肌强直、动作迟缓外，还会出现步态障碍、言语含糊、饮水呛咳、吞咽困难等，此时药物治疗效果不佳，症状出现波动，患者生活质量明显下降。所以在近些年，康复治疗越来越受重视。对于帕金森病患者，以药物治疗为基础辅以合理适当的康复训练，能够进一步缓解症状，保证患者的生活质量。一些研究显示，尤其是针对性的运动康复训练，可以激活脑神经可塑性，延缓帕金森病的病程进展。因此，帕金森病患者应积极地接受专业的康复评估和治疗，配合药物治疗，以取得更好的治疗效果，提高生活质量。

对于帕金森病的康复锻炼，应尽早进行，并且贯穿疾病的每一个阶段。无论症状轻重，用药效果是否显著，康复治疗都必不可少。早期可以进行广场舞、太极拳、八段锦等有一定运动幅度和强度的活动，随着病程进展，可增加平衡和下肢力量的训练，到疾病中晚期，可以到正规的康复中心，在专业医生的指导下，进行全面的康复锻炼，增加针对发声、吞咽的训练。

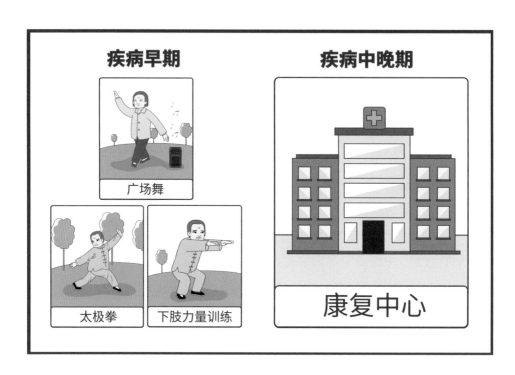

疾病早期　　　　　　　疾病中晚期

广场舞

太极拳　　下肢力量训练

康复中心

16. 如何把握康复治疗的"度"？

对帕金森病患者进行康复治疗，把握适度的治疗强度非常重要。

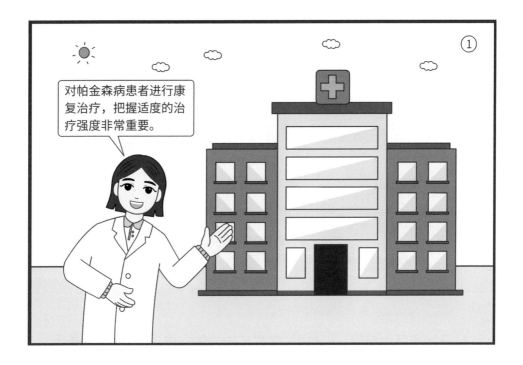

首先，在康复治疗前，我们需要全面评估患者的病情和身体状态。对患者的症状和体能情况进行评估，了解患病部位、肌力水平、运动范围、平衡和协调能力等。还要评估患者的认知功能、情感状态、睡眠质量等非运动症状。根据评估结果制订个体化的治疗计划。

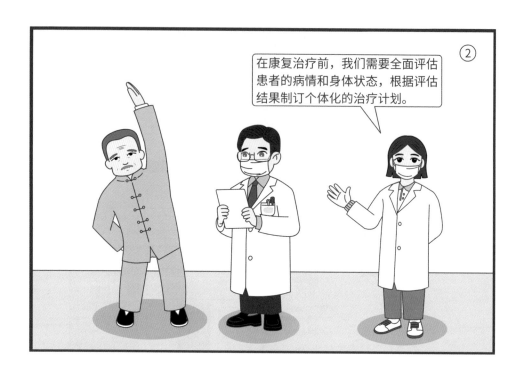

　　刚开始康复治疗时，应选择一些强度较低的训练，以适应性训练为主，如柔软体操、静坐练习、坐位平衡训练等。训练的时间和重复次数也要适当控制，让患者的身体逐步适应治疗。循序渐进，逐步增加难度。在确保患者身体适应之后，可逐步增加运动项目的难度，如加入抬腿、转身、挥臂等动作；增加平衡训练难度；使用辅助器械增加阻力等。在治疗过程中，让患者随时表达自己的感受，一旦出现明显不适或疲劳，应及时调整强度或让患者暂停休息。

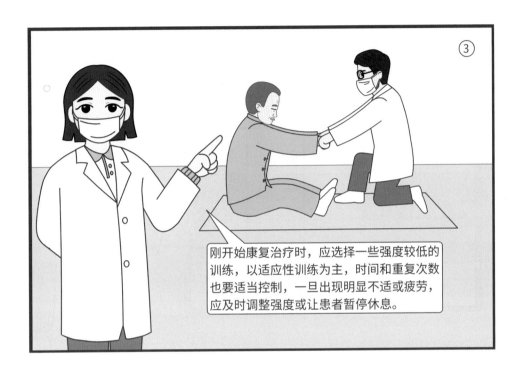

　　治疗频率应该在患者能承受的范围内，每次训练 30~60 分钟为宜，每日 1~2 次，每周 5 次以上，每周或每个疗程后应设置适当的休息阶段。多形式结合，避免单一形式导致的疲劳。同时，应定期评估、调整治疗方案，使之科学、合理、有效，从而达到提高患者生活质量的效果。

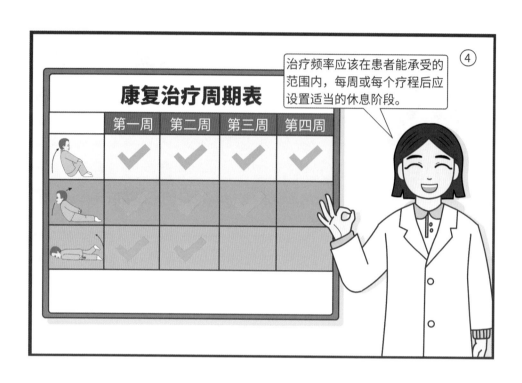

第五篇

照护篇

1. 帕金森病患者的居家环境需要改变吗？

需对帕金森病患者的居家环境进行适应性改造，以提高生活质量和安全性。

（1）保证室内光线充足且分布均匀，避免昏暗角落。可采用声控灯具，便于患者操作。

（2）简化家具布局，摆放固定，减少障碍。常用物品和药物置于易取位置，降低患者摔倒风险。

（3）地板需进行防滑、防撞处理，保持平整、干燥，地板上可以划线，有利于改善冻结步态。地毯应轻薄且边缘平滑，减少患者绊倒风险。

（4）床应宽敞、稳固，两边留有足够空间，便于患者活动。可选配安全护栏；若预算充足，可以选择能协助患者翻身、起床的专用床。

（5）桌椅边角应圆润，避免尖锐突出。椅子应稳固且高度适中，方便患者起坐。

（6）卫生间需安装扶手和防滑设施。坐便器旁设扶手，便于起立。

（7）淋浴间应防止积水，通风换气良好，避免患者长时间在浴室而缺氧。还可考虑配备智能设备，如自动开门器、呼叫系统等，以便患者在紧急情况下寻求帮助。

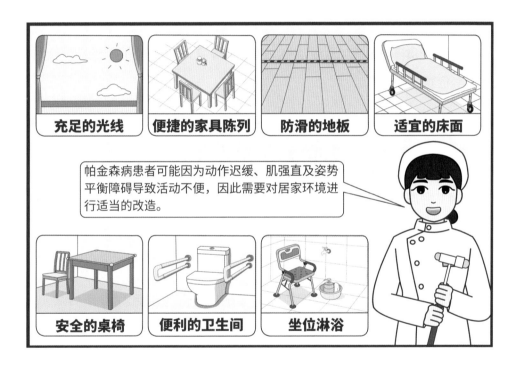

充足的光线　　便捷的家具陈列　　防滑的地板　　适宜的床面

帕金森病患者可能因为动作迟缓、肌强直及姿势平衡障碍导致活动不便，因此需要对居家环境进行适当的改造。

安全的桌椅　　便利的卫生间　　坐位淋浴

2. 帕金森病患者的饮食习惯需注意什么?

对于帕金森病患者来说,科学的饮食管理对控制病情至关重要。关于如何合理搭配饮食,可以参考《中国居民膳食指南(2022)》。

(1)**食物种类多样化**:包括谷物、蔬果、奶制品、豆类及肉类在内的多种食物。每日推荐摄入 300~500g 谷类食物、300g 左右的蔬果。

(2)**少食多餐**:增加就餐次数,减少每餐量,可缓解餐后低血压引起的头晕等症状。

(3)**保持充足水分**:建议帕金森病患者每天至少摄入 1500~2000ml 水分,有助于维持患者身体正常功能,预防便秘,并减少感染风险。

(4)**合理搭配蛋白质摄入**:食用牛奶等高蛋白质饮食后,会减少左旋多巴的吸收。建议高蛋白质食物与服药时间间隔至少 1 小时,以将对左旋多巴吸收的干扰最小化。因帕金森病消耗较大,不应过度限制蛋白摄入。

(5)**限制糖分摄入**:少食用色拉酱、黄油、奶油、糖果和甜点等。

帕金森病患者的饮食注意事项

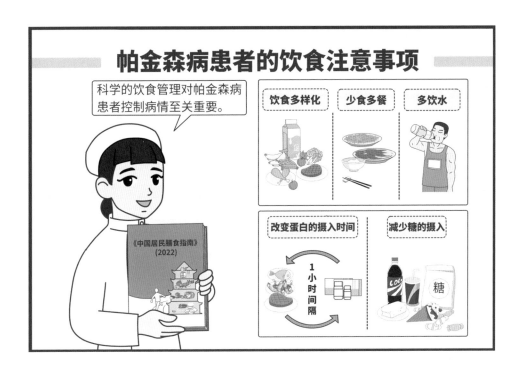

科学的饮食管理对帕金森病患者控制病情至关重要。

《中国居民膳食指南》(2022)

饮食多样化

少食多餐

多饮水

改变蛋白的摄入时间

1小时间隔

减少糖的摄入

糖

3. 帕金森病患者适合什么样的穿着?

由于帕金森病患者存在运动障碍、手部震颤和身体活动不灵活,因此,帕金森病患者在穿上衣、穿裤子、系纽扣、绑鞋带、穿袜子的时候会有不同程度的困难,甚至会因为穿着的不合适导致跌倒等意外,但是仍然要鼓励患者自己动手完成这些日常生活行为,所以选择简便的衣物是十分必要的。

上衣最好选择易脱易穿,开襟在前的宽松、吸汗、纯棉质软、颜色鲜艳的款式,衣服宜带拉链、自粘贴或暗扣;裤子最好选择有松紧带的,裤脚可选择松紧适宜的束口款式,且长度适宜;不穿系鞋带的鞋子,而应选择"魔术贴"或一脚蹬式的鞋子,并要有防滑鞋底。

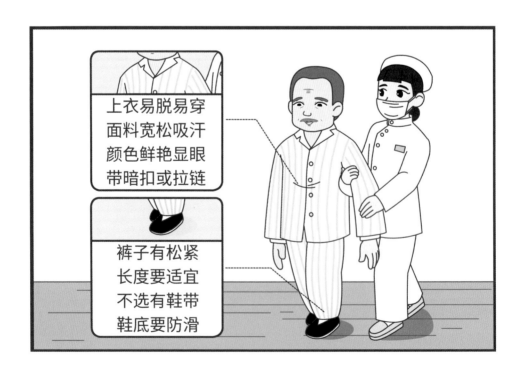

上衣易脱易穿
面料宽松吸汗
颜色鲜艳显眼
带暗扣或拉链

裤子有松紧
长度要适宜
不选有鞋带
鞋底要防滑

4. 帕金森病患者可以做哪些居家锻炼？

居家锻炼对帕金森病患者具有重要意义，能显著改善运动功能，减轻症状，提升运动能力，并有助于延缓认知功能衰退。以下是几种适合帕金森病患者的居家锻炼计划：

处方一：深呼吸与放松练习。闭眼进行深呼吸，想象气流在身体内的流动，每次练习5~15分钟，以放松全身肌肉。

处方二：面部表情锻炼。针对面部肌肉僵硬问题，通过皱眉、鼓腮、露齿、对着镜子做"鬼脸"等动作，帮助缓解僵硬症状，改善面部表情。

处方三：有氧健身活动。选择如居家步行、简单舞蹈等有氧运动，提升心肺功能，增强身体的耐力与活力。

处方四：力量训练。利用哑铃、弹力带等简单工具进行力量训练，增强肌肉力量，提升身体稳定性和平衡能力。

处方五：柔韧性与平衡练习。结合瑜伽、太极等运动，进行拉伸与平衡练习，提高身体柔韧性，预防关节僵硬与运动功能退化。

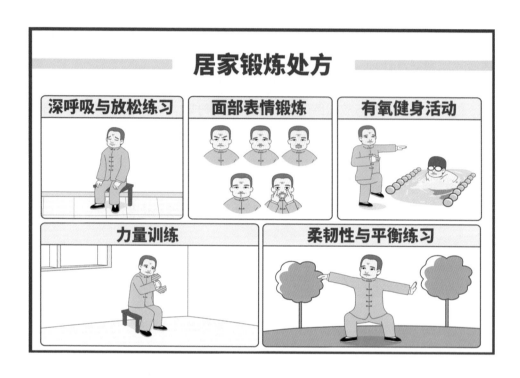

居家锻炼处方

深呼吸与放松练习

面部表情锻炼

有氧健身活动

力量训练

柔韧性与平衡练习

5. 帕金森病患者便秘该怎么办?

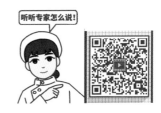

听听专家怎么说!

便秘是帕金森病常见非运动症状之一,常被称为"十帕八便秘"。

帕金森病患者长时间便秘,可致胃肠蠕动减慢,引起腹胀、食欲减退,影响药物吸收及疗效。那么应如何改善便秘呢?

(1)**调整饮食结构**:多摄入富含膳食纤维的食物,如蔬菜、块茎、谷类和水果,以促进肠蠕动和缓解便秘。多饮水,减少油炸、辛辣、高脂肪食物的摄入。定期摄入益生菌。

(2)**适度运动锻炼**:运动有助于促进肠蠕动,改善排便状况。因此,建议每日参与适量运动,如练习太极拳、八段锦等。

(3)**优化生活习惯**:建议每天定时排便,利用生理规律培养排便习惯。早晨和餐后结肠活动最活跃,适合晨起或早餐后2小时排便;每次排便不超过5分钟;排便时不要进行其他活动,如看手机或看报。

(4)**使用通便药物**:严重便秘可使用通便药物,首选缓泻剂。

帕金森病患者便秘的防治方法

调整饮食结构

多进食膳食纤维丰富的食物,多饮水,少食油炸食物、辛辣食物等。

改变不良生活习惯

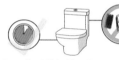

养成每天定时排便的习惯,利用生理规律建立排便条件反射。

适度运动锻炼

久坐的人发生便秘的风险是普通人群的3倍;运动可刺激肠蠕动,促进排便。

使用通便药物

缓泻剂

严重便秘可使用通便药物,首选缓泻剂。

6. 帕金森病患者腿肿该怎么办?

腿肿是帕金森病非运动症状中的常见表现,尤其在患侧下肢。显著运动迟缓的患者更易出现下肢肿胀,夜间睡眠后稍有缓解,但次日又会变肿,严重影响患者生活质量。

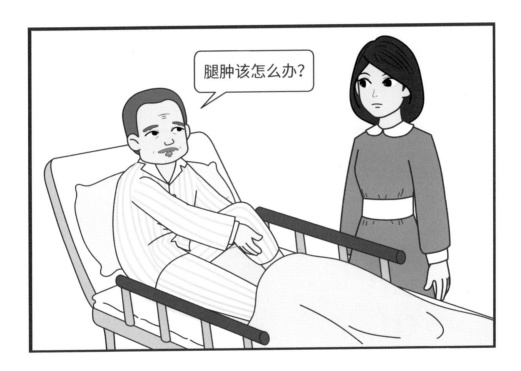

腿肿症状由多种因素导致:

(1)首先可能与治疗药物有关,如服用多巴胺受体激动剂(金刚烷胺)等,但并非一定要停药,可以先检查用药剂量,在医生的指导下适量减少药量,以达到缓解腿肿的目的。

（2）其次是患者患有下肢静脉曲张且运动迟缓和肌强直，导致下肢静脉血液回流受阻，引发腿肿。对此，需同时改善帕金森病症状并治疗下肢静脉曲张。

（3）下肢水肿可由其他疾病导致，建议尽早前往医院检查，排除药物或下肢静脉回流障碍等因素。

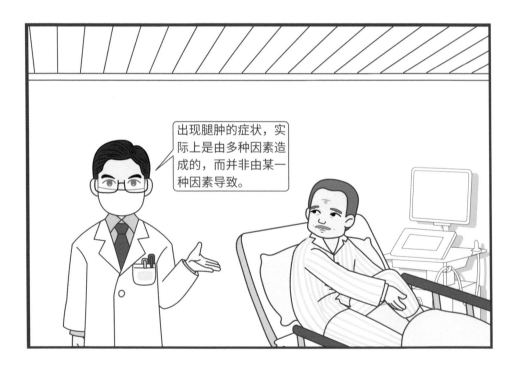

帕金森病患者可进行康复训练，增强下肢运动功能，缓解下肢肿胀。

（1）平躺抬高腿，高于心脏，每次 10~20 分钟，每天 2~3 次，促进血液回流。

（2）坐位时，使用脚凳、枕头等抬高腿。

（3）多活动双腿，坚持散步，避免久坐久站，可尝试使用防静脉曲张袜。

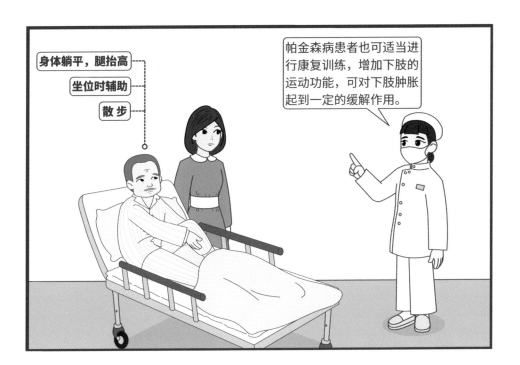

7. 帕金森病患者如何做好自我管理？

（1）**医疗管理**：遵医嘱服药、随访、就诊。严格遵循药物种类、剂量、次数、时间和禁忌。定期随访，病情进展或出现特殊症状及时就医。

（2）**自我监测**：记录血压、心率、运动及特殊症状，有助于了解疾病并为复诊提供依据。

（3）**运动管理**：运动可提升帕金森病患者的平衡和运动技能，推荐坚持适度锻炼，如慢跑、太极拳、八段锦等。同时，根据个人情况，适当进行力量训练。

（4）**情绪管理**：帕金森病常导致烦躁、抑郁等情绪问题。需引起患者重视并寻求心理支持。非药物干预如心理疏导、旅游等，可缓解情绪压力。

（5）**日常生活管理**：帕金森病患者应养成良好的生活习惯，包括充足睡眠、规律排便、合理膳食及戒烟限酒。出现失眠应及时就医。饮食应保证营养充足，多饮水。

帕金森病患者应知病不惧，保持积极态度，科学管理疾病，提升生活质量。

帕金森病患者的自我管理

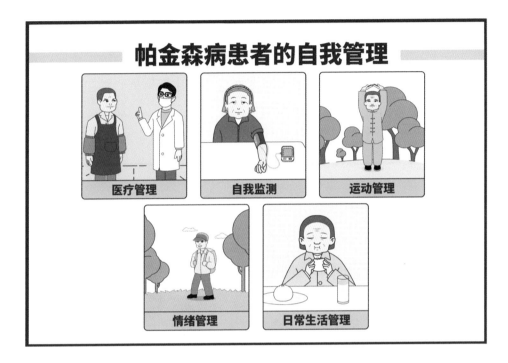

医疗管理　自我监测　运动管理　情绪管理　日常生活管理

8. 帕金森病患者如何监测和管理血压?

帕金森病患者普遍存在血压问题,包括体位性低血压、卧位高血压和餐后低血压。患者可出现与体位相关的眩晕、眼前发黑、乏力等,严重影响帕金森病患者的生活质量,而且可能增加帕金森病患者罹患心脑血管病的风险。因此,需要重视血压的监测和管理。

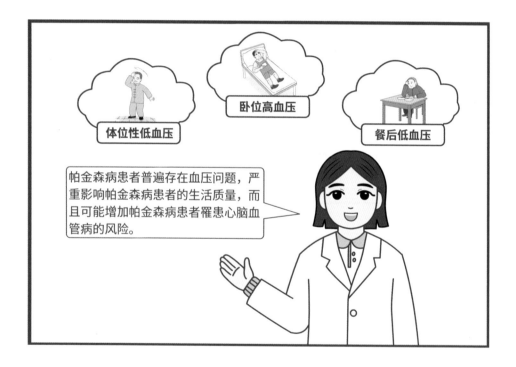

(1)血压的监测

1)监测原则:①定时间,每日同一时间测量,建议清晨空腹。②定部位,每次同侧肢体测量,袖带下缘在肘窝上 2~3cm。③定体位,保证心脏和血压计在同一水平。④定血压计,使用同一血压计,建议选择专业认证合格的上臂袖带式电子血压计。

2）监测步骤：安静平卧 15 分钟，测血压，记录收缩压、舒张压和心率。不摘袖带，原地站立 1 分钟，重复测量并记录。继续站立至 3 分钟，再测血压并记录。少数患者需延长站立时间至 5 分钟或最长 10 分钟，重复上述步骤。

3）注意事项：若站立位时出现头晕、眼前发黑等症状，应立即停止测量并坐下或躺下。对于既往有异常血压病史的帕金森病患者，无论有无症状，都建议进行 24 小时动态血压监测。

（2）血压的管理

1）体位性低血压：平卧休息至少 15 分钟后测得卧位血压，站立或头高位倾斜后 3 分钟内收缩压下降≥20mmHg 或舒张压下降≥10mmHg。非药物治疗可改善体位性低血压。

具体措施：停用或调整引起低血压的药物，保证水和盐摄入，清晨饮水 400~500ml；避免过热环境、饮酒、过饱进食等；日间使用弹力袜或腹带；做增加回心血量的动作（如绷脚面）；起立时避免动作过快以降低跌倒风险。

2）卧位高血压：帕金森病患者在卧位时可能出现血压升高，即平卧位静息 5 分钟后收缩压≥140mmHg 或舒张压≥90mmHg。

管理措施：患者日间应避免仰卧位，可躺在躺椅上并将脚放在地上；夜间抬高床头，避免平卧，休息时脱下防静脉曲张袜；在医生指导下睡前口服短效降压药。

3）餐后低血压：诊断需满足下列 3 个标准之一：餐后卧位或立位收缩压下降 >20mmHg；餐前卧位或立位收缩压 >100mmHg，餐后收缩压 <90mmHg；餐后卧位或立位血压下降未达标准但出现头晕、晕厥等症状。餐后低血压三餐后均可发生。

管理措施：餐前适量饮水；少食多餐，避免过热、高糖食物及饮酒；餐后适度散步，避免过量运动；合并体位性低血压患者建议餐后平卧 30 分钟。对于重症患者则以药物治疗为主。

9. 帕金森病患者可以开车吗？

帕金森病运动症状可影响帕金森病患者驾驶车辆，如震颤影响手部和腿部对方向盘、脚踏板等的精确控制；运动迟缓影响患者对道路危险的迅速反应，不能及时刹车。另外，帕金森病患者往往伴有姿势不正确，如头部低屈、肩部低垂，容易影响患者对周围环境的判断。除了运动症状，帕金森病还包括一系列非运动症状如认知功能下降、视觉受损、日间嗜睡等，这些均是影响帕金森病患者安全驾驶的重要危险因素。

对于帕金森病患者是否可以驾驶车辆，目前国际和国内的指南都没有给出具体的建议，需结合个体情况权衡利弊。

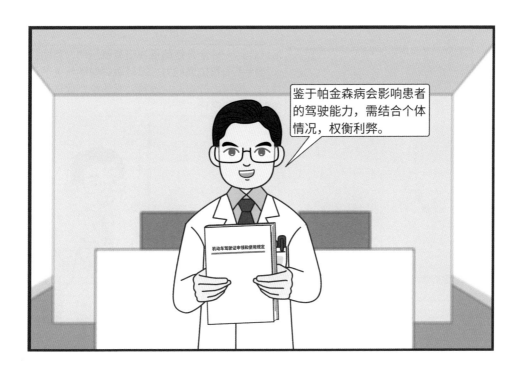

10. 帕金森病患者能游泳吗?

游泳作为一种全身性的低冲击有氧运动,对帕金森病患者有以下帮助:维持平衡和协调能力;减轻肌肉僵硬和关节疼痛;增强心肺功能;改善睡眠质量;促进身体的代谢和循环。

但帕金森病患者在游泳时需注意以下事项:

(1)建议选择室内游泳池,避免突发情况。

(2)游泳前进行适当的热身运动,缓解身体僵硬和肌肉疼痛,提高灵活性和协调性。如抬腿、旋转手臂等。

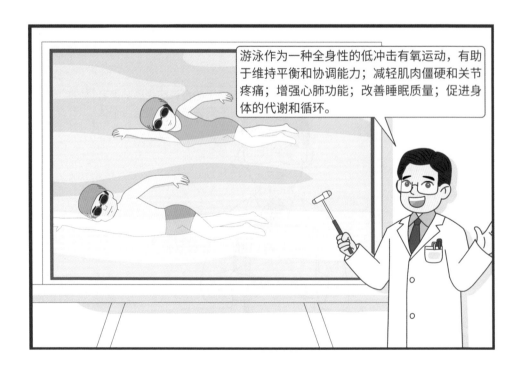

（3）保持水温适宜，建议水温控制在28~30℃，避免影响正常功能。

（4）根据医生建议进行合理的游泳运动，过度劳累或运动不当对身体造成伤害。

（5）游泳后注意保暖，及时更换保暖衣物，避免感冒或其他疾病。

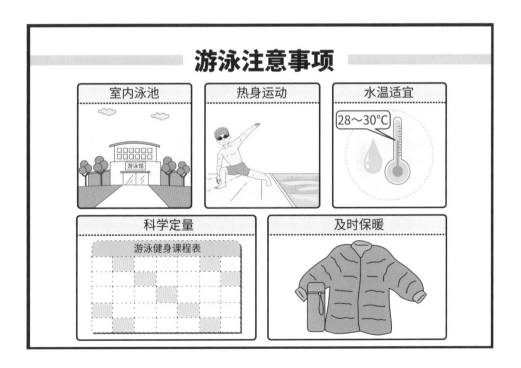

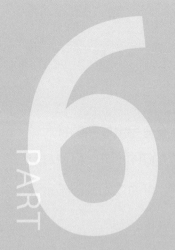

PART

6

第六篇

预防篇

1. 帕金森病可以预防吗？

由于帕金森病的致病因素尚不明确，截至目前还没有完全成熟的针对帕金森病的预防措施，但通过对帕金森病相关风险因素的研究，可以根据其发病的危险因素和保护性因素提出相应的有效预防措施，进而达到预防帕金森病的发生及延缓病程进展的目的。

流行病学调查显示，接触农药、化肥、重金属会提高帕金森病的患病风险。因此，在接触这些物品时需要做好个人防护。对于降低患病风险来说，相关研究显示饮用绿茶、咖啡对帕金森病的发生有一定预防作用。通过当前诸多的关于帕金森病可调控危险因素和保护因素的研究，我们推测可以通过以下相关措施来降低帕金森病的发生风险，如避免农药暴露、远离毒品、不酗酒、尽量保护大脑少受创伤、积极控制血糖等危险因素、多参加体育锻炼、适度饮用咖啡或茶、健康饮食等。

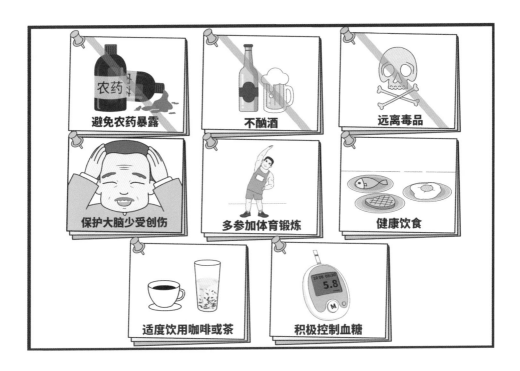

2. 喝茶可以预防帕金森病吗？

据大量研究表明，喝茶对帕金森病的发生有一定的预防作用，因为茶叶中的茶多酚具有抗氧化损伤和清除自由基的作用，对多巴胺能神经元有显著的保护作用。对于已经患有帕金森病的人，茶多酚的临床试验初步揭示了茶多酚对于改善帕金森病运动症状和延缓疾病进展的作用。但需要注意的是，日常喝的茶水中茶多酚的含量相对比较低，虽然茶多酚有这样的好处，但也不需要每天饮用大量浓茶，当作是一种保持健康的饮品正常饮用就可以。

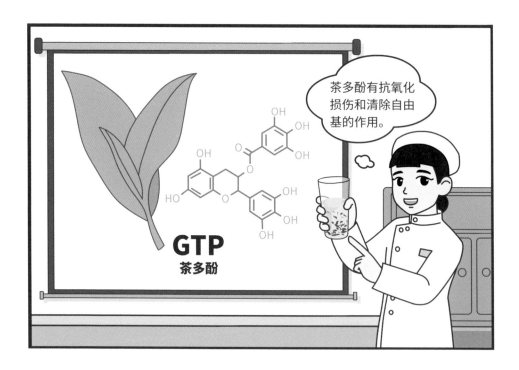

3. 咖啡可以预防帕金森病吗?

　　研究显示,饮用咖啡能降低帕金森病的罹患风险。咖啡其主要成分是咖啡因,早期研究显示,咖啡因可降低帕金森病患病风险,咖啡因不但对多巴胺能神经元变性有神经保护作用,还可以改善帕金森病的运动障碍。

　　常见的含有咖啡因的食物不仅仅有咖啡,茶、可乐和能量饮料也含有咖啡因。需要注意的是,咖啡因对心血管系统有一定的影响,可能引起心率加快、失眠等,所以大家在饮用咖啡的时候不要过量。

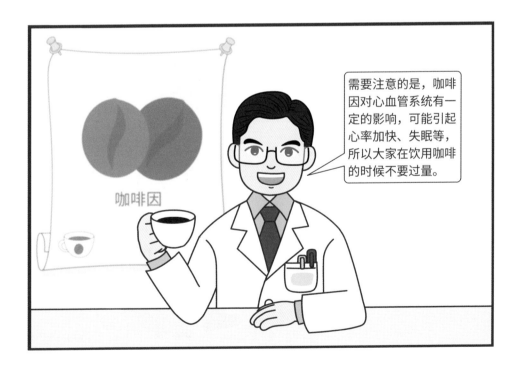

4. 多吃豆类食物可以预防帕金森病吗？

蚕豆(尤其是蚕豆荚)中含天然的帕金森病治疗药物的有效成分——左旋多巴，目前尚无研究证据显示蚕豆类食物可降低罹患帕金森病的风险。如已经罹患帕金森病，也无法通过单纯进食豆类食物替代左旋多巴治疗。目前并不推荐通过食用豆类食物来预防帕金森病。

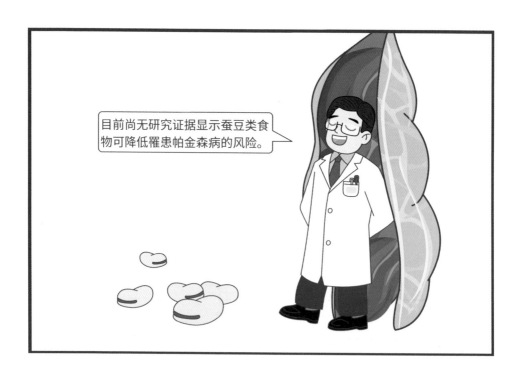

5. 锻炼可以预防帕金森病吗?

　　流行病学显示,在普通人群中,保持运动习惯的人群患帕金森病的风险较低。体育锻炼具有减少神经元的凋亡、减少氧化应激和炎性反应、提高神经营养因子水平、增加多巴胺释放等作用,正是这种可塑性使得患者得到代偿而没有表现出症状,而运动可能对这种可塑性有很大助益。同时不同种类的体育活动对帕金森病患者的症状均有不同程度的改善。运动作为一种健康的生活方式,成本低、安全性高。保持良好的运动习惯不仅是为了预防帕金森病,同时也是保持身体健康的必要因素。

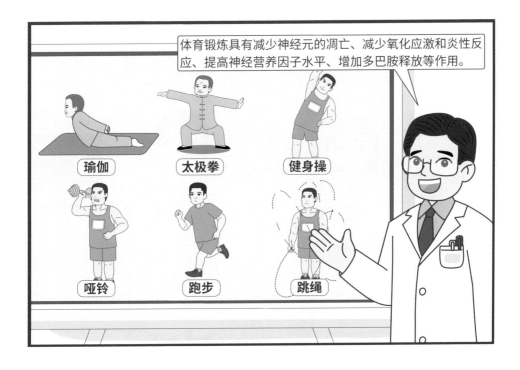

6. 目前有预防帕金森病的药物吗？

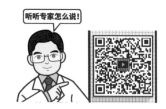

听听专家怎么说！

　　非常遗憾，目前并没有哪一种药物可以用来预防帕金森病的发生。针对帕金森病已经有了越来越多的治疗方法和药物，我们期待有一天能攻克这一疾病，但可以肯定的是，积极的生活态度、健康的生活方式、良好的心态对于减少疾病的发生是非常有益的。

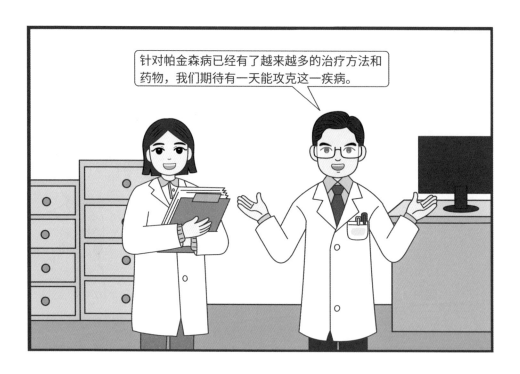

针对帕金森病已经有了越来越多的治疗方法和药物，我们期待有一天能攻克这一疾病。

7. 高尿酸可以预防帕金森病吗？

众所周知，尿酸是导致痛风的元凶。2007 年对尿酸和帕金森病风险的荟萃分析显示，血浆尿酸盐浓度较高的人群患帕金森病的风险显著降低。在其他一系列研究中也发现，高尿酸与帕金森病低发病率相关，这一结果在男性中尤为明显。另外，还有研究显示，帕金森病患者中，尿酸低者，疾病进程更快，未来死亡率更高。可能的解释是尿酸是一种"天然的抗氧化剂"。然而，我们知道，尿酸过高会导致肾结石、痛风和其他可能的不良反应，因此，能否科学利用高尿酸预防帕金森病还需要进一步研究评估。

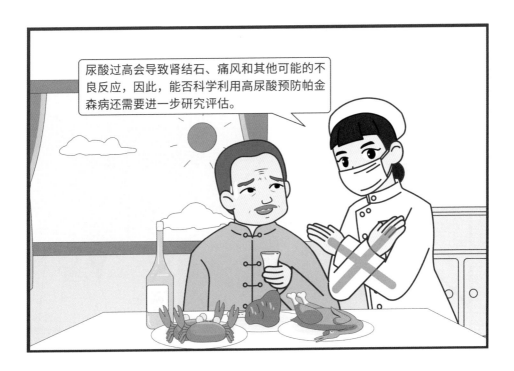

8. 长期压力大会引起帕金森病吗？

    研究显示慢性心理压力可能是患帕金森病的重要危险因素。长期的压力会导致皮质醇（一种应激激素）水平升高，引起促炎状态，最终对大脑中产生多巴胺的神经元造成损害。皮质醇还可能干扰神经元的可塑性，即大脑适应并从新的环境中学习的能力。动物研究表明，频繁的压力事件会增加帕金森病的患病风险。压力可能加剧帕金森病患者相关的运动功能障碍和非运动症状。因此，有效地管理和缓解压力对于预防帕金森病的发生非常重要。

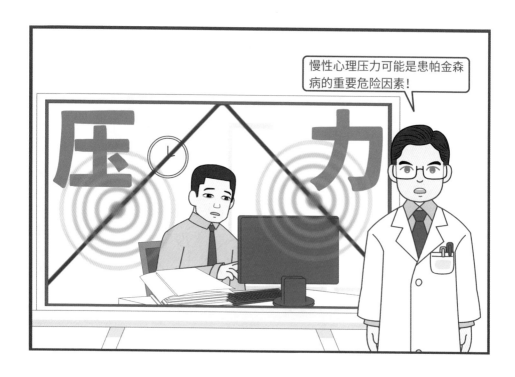

9. 吃益生菌/益生元可以预防帕金森病吗？

肠道菌群失调在帕金森病的发生和进展中起着关键作用。因此，益生菌有可能帮助控制疾病的发生和改善症状。一些研究发现，益生菌可以帮助缓解帕金森病患者的便秘，提高胰岛素敏感性，提升机体的抗氧化水平，从而纠正疾病的某些特征。

益生元是肠道有益细菌的食物，可能是预防帕金森病的另一种有效的干预手段。低聚果糖和低聚半乳糖是两种常见的益生元，能够提高脑源性神经营养因子的水平，这是一种对神经元的保护、存活和可塑性很重要的蛋白质。帕金森病患者脑源性神经营养因子异常低，提高其水平可能具有神经保护的作用。因此，增加益生菌及益生元的摄入对于预防帕金森病可能有一定的帮助。

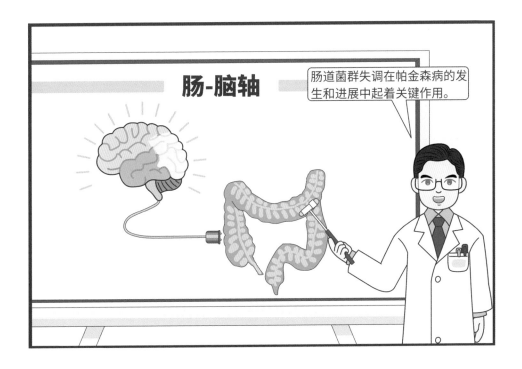

参考文献

［1］ 中华医学会神经病学分会帕金森病及运动障碍学组，中国医师协会神经内科医师分会帕金森病及运动障碍学组. 中国帕金森病治疗指南(第四版)［J］. 中华神经科杂志，2020，53(12)：973-986.

［2］ 中华医学会神经病学分会帕金森病及运动障碍学组，中国医师协会神经内科医师分会帕金森病及运动障碍学组. 帕金森病非运动症状管理专家共识(2020)［J］. 中华神经科杂志，2020，100(27)：2084-2091.

［3］ 中华医学会神经外科学分会功能神经外科学组，中华医学会神经病学分会帕金森病及运动障碍学组，中国医师协会神经内科医师分会帕金森病及运动障碍学组，等. 中国帕金森病脑深部电刺激疗法专家共识(第二版)［J］. 中华神经外科杂志，2020，36(4)：325-337.

［4］ 贾建平，陈生弟. 神经病学［M］. 8版. 北京：人民卫生出版社，2018.